栄養科学　　　ズ

NEXT

Nutrition, Exercise, Rest

運動・スポーツ栄養学

中村亜紀・青井 渉・加藤秀夫・中坊幸弘／編

第4版

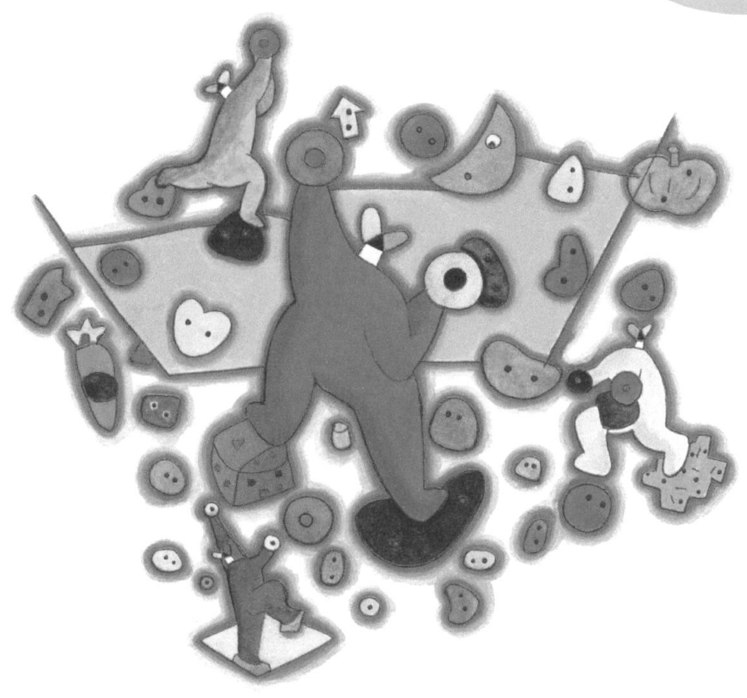

講談社

シリーズ総編集

木戸　康博　京都府立大学　名誉教授
宮本　賢一　龍谷大学農学部食品栄養学科　教授

シリーズ編集委員

河田　光博　京都府立医科大学　名誉教授
桑波田雅士　京都府立大学大学院生命環境科学研究科　教授
郡　俊之　甲南女子大学医療栄養学部 教授
塚原　丘美　名古屋学芸大学管理栄養学部　教授
渡邊　浩幸　高知県立大学健康栄養学部　教授

執筆者一覧

青井　渉*　京都府立大学大学院生命環境科学研究科　准教授(5，8.4)
安房田司郎　高知学園大学健康科学部管理栄養学科　教授(3.5)
出口佳奈絵　南九州大学健康栄養学部管理栄養学科　講師(7.2，7.4，8.1，8.2，付録)
植村　百江　長崎県立大学シーボルト校看護栄養学部栄養健康学科　講師(7.1A～C，G)
岩本　珠美　十文字学園女子大学人間生活学部食物栄養学科　教授(3.7)
加藤　秀夫*　広島大学大学院医歯薬保健学研究科　客員教授(2，3.2～3.4)
金田　直子　帝塚山学院大学人間科学部食物栄養学科　専任講師(7.1D～G)
木戸　康博　京都府立大学　名誉教授(3.6)
鈴木　良雄　順天堂大学大学院スポーツ健康科学研究科　教授(1.1，1.2B，1.3～1.5，3.1)
中島　悠　元 中村学園大学栄養科学部栄養科学科　助手(3.4)
中坊　幸弘*　京都府立大学　名誉教授
中村　亜紀*　広島国際大学健康科学部医療栄養学科　教授(1.2A，C，2，6，7.3)
西田　由香　名古屋女子大学健康科学部健康栄養学科　教授(3.8)
花田　玲子　柴田学園大学生活創生学部健康栄養学科　講師(7.4)
平川　史子　別府大学食物栄養科学部食物栄養学科　教授(3.5)
前田　朝美　柴田学園大学生活創生学部健康栄養学科　准教授(8.1～8.3，付録)
松枝　秀二　川崎医療福祉大学　名誉教授(4)
三木　健寿　奈良女子大学　名誉教授(3.9)
三宅　沙知　川崎医療福祉大学医療技術学部臨床栄養学科　講師(4)
山田和歌子　柴田学園大学生活創生学部健康栄養学科　助教(7.4)

(五十音順，*は編者，かっこ内は担当章，節，項)

第４版 まえがき

『スポーツ・運動栄養学』の初版が2007年に刊行されて14年になります．本書は「スポーツ」と「運動」双方の視点を取り入れ，競技だけでなく，健康づくりに役立てられることを念頭に編集してきました．また本版では，「運動」を実践するさまざまな場面において栄養学の重要性が認識されてきたことを踏まえ，『運動・スポーツ栄養学 第４版』として改題・改訂しました．食品に含まれる栄養成分の代謝・働きについての基本的な内容から，運動による生体の応答，運動・スポーツの現場における目的別・ライフステージ別の栄養管理プロセス（栄養ケア・マネジメント），さらに具体的な献立の提案まで広範にわたる内容を扱っております．

管理栄養士・栄養士養成において，「運動・スポーツ栄養学」に対する学習ニーズは高く，日本栄養士会および日本スポーツ協会の共同認定による「公認スポーツ栄養士」を目指す学生も増えてきています．また，スポーツ系，医療系，農学系をはじめ，多くの健康科学分野において，興味，関心が高まっております．健康科学の基本となる「運動・スポーツ」「栄養・食事」「休息・睡眠」の観点から解説しておりますので，健やかな体づくりに大切な幼少期の食育から生活習慣病の予防や健康増進，身体活動の充実したライフスタイルを送るシニア世代のフレイル予防など，スポーツ現場のみならずさまざまな分野にご活用いただければ幸いです．

改訂にともない，「日本人の食事摂取基準（2020年版）」「日本食品標準成分表2020年版（八訂）」に準拠しました．また，従来の１日の食事バランスを整える「食事バランスガイド」から１食１食のバランスを重要視する「食生活デザイン」の考え方に移行し，スポーツ選手自ら食生活を調整しやすい「競技力向上の食生活デザイン」を提案しました．

第４版への改訂にあたり，第３版を利用いただいた諸先生からの親身なご意見やご指南をできるかぎり反映させながら，構成および項目の見直しを行いましたが，今後とも皆様のご教示をいただきながら，より充実した内容に発展させていきたいと考えております．

最後に，きめ細やかで的確なご助言とご支援をいただきました講談社サイエンティフィク神尾朋美氏と池上寛子氏に厚く感謝申し上げます．

2021年２月

編者　中村　亜紀
青井　　渉
加藤　秀夫
中坊　幸弘

栄養科学シリーズ NEXT 新期刊行にあたって

「栄養科学シリーズNEXT」は，“栄養Nutrition・運動Exercise・休養Rest”を柱に，1998年から刊行を開始したテキストシリーズです．2002年の管理栄養士・栄養士の新カリキュラムに対応し，新しい科目にも対応すべく，書目の充実を図ってきました．新カリキュラムの教育目標を達成するための内容を盛り込み，他の専門家と協同してあらゆる場面で健康を担う食生活・栄養の専門家の養成を目指す内容となっています．一方，2009年，特定非営利活動法人日本栄養改善学会により，管理栄養士が備えるべき能力に関して「管理栄養士養成課程におけるモデルコアカリキュラム」が策定されました．本シリーズではこれにも準拠するべく改訂を重ねています．

この度，NEXT草創期のシリーズ総編集である中坊幸弘先生，山本茂先生，およびシリーズ編集委員である海老原清先生，加藤秀夫先生，小松龍史先生，武田英二先生，辻英明先生の意思を引き継いだ新体制により，時代のニーズと栄養学の本質を礎にして，改めて，次のような編集方針でシリーズを刊行していくこととしました．

- 各巻ごとの内容は，シリーズ全体を通してバランスを取るように心がける
- 記述は単なる事実の羅列にとどまることなく，ストーリー性をもたせ，学問分野の流れを重視して，理解しやすくする
- レベルを落とすことなく，できるだけ平易にわかりやすく記述する
- 図表はできるだけオリジナルなものを用い，視覚からの内容把握を重視する
- 4色フルカラー化で，より学生にわかりやすい紙面を提供する
- 管理栄養士国家試験出題基準(ガイドライン)にも考慮した内容とする
- 管理栄養士，栄養士のそれぞれの在り方を考え，各書目の充実を図る

栄養学の進歩は著しく，管理栄養士，栄養士の活躍の場所も益々グローバル化すると予想されます．最新の栄養学の専門知識に加え，管理栄養士資格の国際基準化，他職種の理解と連携など，新しい側面で栄養学を理解することが必要です．本書で学ばれた学生達が，新しい時代を担う管理栄養士，栄養士として活躍されることを願っています．

シリーズ総編集　木戸　康博
宮本　賢一

運動・スポーツ栄養学 第4版 ―― 目次

1. 運動・スポーツと栄養の基本

1.1 運動・スポーツとは

健康づくりや生活習慣病の発症予防には，適切な食事だけでなく，身体活動や運動ならびに体力も重要である．

そのため厚生労働省は2013（平成25）年に運動基準として「健康づくりのための身体活動基準2013」*（以下「身体活動基準2013」），運動指針として「健康づくりのための身体活動指針＜アクティブガイド＞」（以下「アクティブガイド」）を策定した．この指針では「＋10（プラス・テン：今よりも10分多くからだを動かす）」をキャッチフレーズとして運動時間の目標を「16～64歳は1日60分」，「65歳以上は1日40分」と定めている．

＊新たに「健康づくりのための身体活動・運動ガイド2023」が公表された．

一方，スポーツ（競技）の現場では，身体活動の原動力となる栄養・食事が果たす役割の大きさと重要性が認識されている．

2008年から養成のはじまった公認スポーツ栄養士による，地域におけるスポーツ活動や競技者への栄養マネジメントの重要性も高まっている．

A. 定義

国際スポーツ科学体育学会連合（ICSSPE）が1964年に採択した「スポーツ宣言」によれば，「スポーツとは遊びの性格をもち，他人との競争もしくは自己との闘いという形態を取るすべての身体活動をいう」とされている．1978年にはユネスコ（UNESCO）による「体育とスポーツに関する国際憲章」も出されている．

また，日本では2011（平成23）年に「スポーツ基本法」が制定された．その前文では「スポーツは世界共通の人類の文化である．スポーツは，心身の健全な発達，健康及び体力の保持増進，精神的な充足感の獲得，自律心その他の精神の涵（かん）養等のために個人又は集団で行われる運動競技その他の身体活動であり，今日，国民が生涯にわたり心身ともに健康で文化的な生活を営む上で不可欠のものとなっている」としている．また，スポーツは，人格の形成にも影響を及ぼし，地域社会の活性化に寄与し，心身の健康に重要な役割を果たし，健康長寿の実現に向けて不可欠であるとしている．同じ2011年には日本体育協会と日本オリンピック委員会による「スポーツ宣言日本」が採択されている．

このように，運動・スポーツは，生涯を通じた健康管理のために必要不可欠であると周知されている．

健康という面からみると，相手と競うことより体を動かす（運動する）ことのほうが重視される．身体活動基準2013では，「身体活動（physical activity）とは，安静にしている状態よりも多くのエネルギーを消費する全ての動作を指す」と定義している．

「身体活動」は，「生活活動」と「運動」とに分けられる．「生活活動」は日常生活における労働，家事，通勤，通学などであり，「運動」は体力の維持・向上を目的とし，計画的・継続的に実施されるものである．

おもな運動・スポーツを分類したものを図1.1に示す．

本書では，基本的に「日本人の食事摂取基準（2020年版）」の身体活動レベルⅠ（低い）～Ⅱ（ふつう）を通常時とする．

また，本書では，このような分類の他に，スポーツを「競技」として行う選手（競技スポーツ実践者，アスリート）と，健康づくりとして行う一般人（生涯スポーツ実践者）に分けたり，選手の活動内容をトレーニング時と競技時に分けるなど適時さまざまな用語を使うこととする．

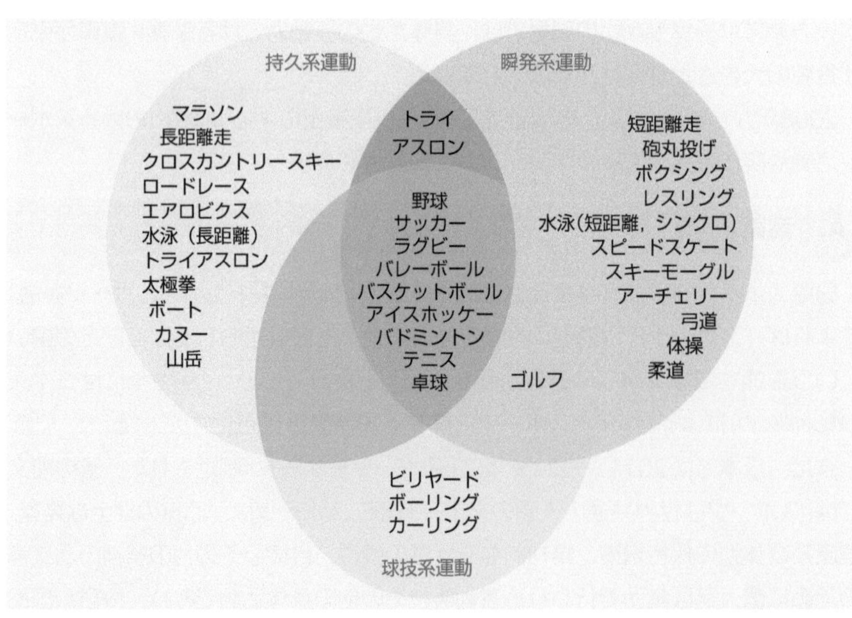

図1.1　おもな運動，スポーツの分類

1.2 運動・スポーツにおける栄養マネジメント

A. 栄養マネジメントの流れ

運動・スポーツ栄養のマネジメントにおいて管理栄養士・栄養士の役割は，競技スポーツ実践者（スポーツ選手）や心身の健康の保持・増進のために運動をする生涯スポーツ実践者を対象とする場合など，その状況はさまざまである．いずれの場合も，対象者の状況を把握するために栄養アセスメントを行ったうえで，栄養サポート計画（Plan）を立て，栄養サポートの実施（Do），栄養サポート内容の評価（Check）・改善（Act）というPDCAサイクルを基本として行う（図1.2）．

B. スポーツ選手に対する栄養マネジメントの考え方

スポーツ選手にとって毎日のトレーニングは体力や競技能力を高める有効な手段であるが，その礎は栄養バランスのよい食事である．選手は競技よりもトレーニングに長い時間を費やすことが多いので，トレーニング期の適切な食事が大切である．たとえ科学的なトレーニングをしていたとしても，栄養のバランスを無視した量だけ満たされた食事や，外食に偏った食事ばかりでは競技能力を高めることは不可能である．逆に，いくら優れた栄養バランスの食事をとっていても，トレーニング不足や生活リズムが乱れているようでは，ベストパフォーマンスはのぞめない．

したがって，スポーツ選手に対する栄養マネジメントの目的は，トレーニングの効果を高めるために十分な栄養素摂取を確保することと，競技で最大限の能力が発揮できるように，そして競技後のすみやかな回復を促進するために水・栄養素の摂取を管理することである．

スポーツ選手は，運動強度の高いトレーニングや長時間持続するトレーニングを行うので，エネルギー消費量が大きい．体重と健康の管理が不可欠で，トレーニング効果を高めるためには，十分なエネルギーを摂取することが必要である．エネルギー消費量は，各競技種目（図1.1参照）の特性（持久系運動，瞬発系運動，球技系運動），運動強度や持続時間，頻度などに加え，選手個人の性別や運動能力，基礎代謝量や消化吸収能力，さらには運動前の栄養素摂取やエネルギー貯蔵量によっても変化する．したがってエネルギーの充足状態は，摂取した量ではなく，除脂肪体重などの身体計測値やバイオマーカー（生化学的・生理学的指標）の推移によって判定しなければならない．また，エネルギーだけでなく個々の栄養素の必要量も，競技特性や，好き嫌いなどの要因によっても変化する．わが国では，牛

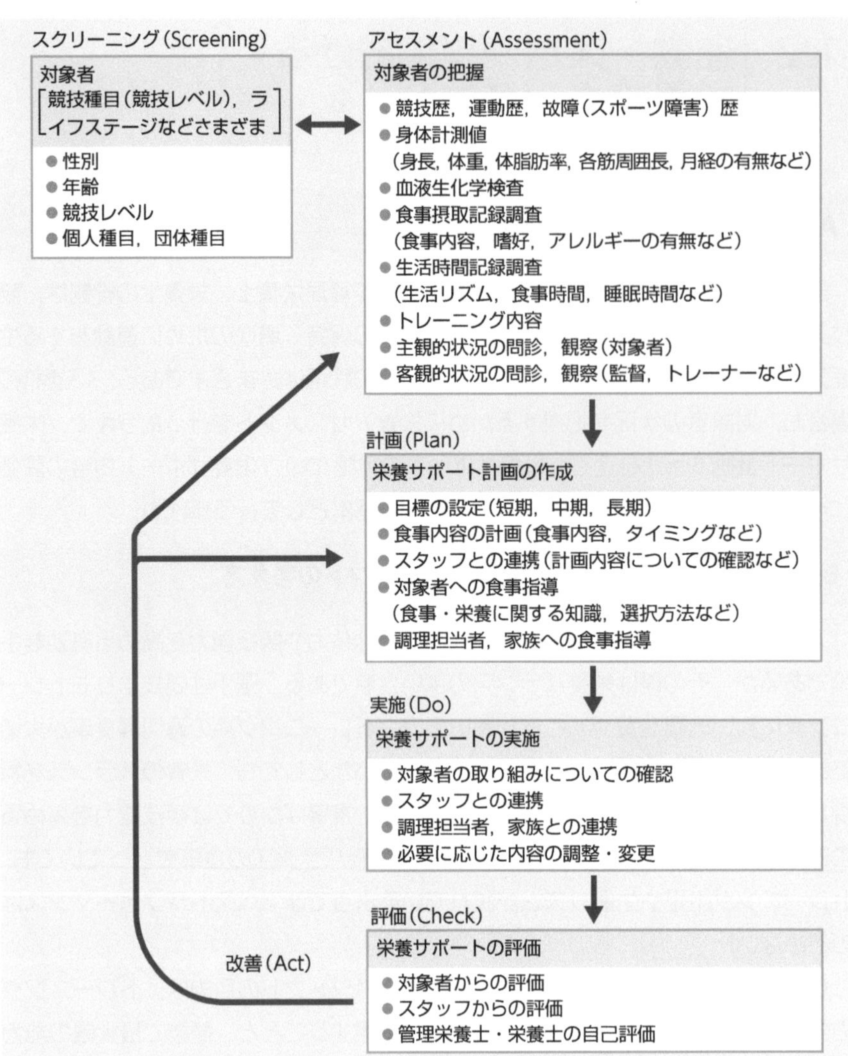

図 1.2　運動・スポーツ栄養マネジメントの流れ

乳へのビタミンD強化や，シリアルへの葉酸強化のような通常食品への微量栄養素の補充が一般的ではないので，減量中であったり，食べられない食品がある場合には，微量栄養素欠乏のリスクが高くなる．このような時には，状況に応じてドーピングの規制に注意しつつサプリメントの使用も考慮する．

以上のように，スポーツ選手への栄養管理では，運動時の栄養の基礎的な知識に基づき，個々の運動種目の競技特性を考慮するとともに，選手の体調や特性を配慮した献立提供が求められる．

C.　スポーツ栄養マネジメントの実施

管理栄養士・栄養士がスポーツ栄養士としてトップアスリートの現場でかかわ

るほかに，スポーツ栄養マネジメントが求められる状況は多岐にわたる．たとえば，学童期の食育やクラブ活動の栄養サポートを行う栄養教諭(学校栄養職員)，地域における社会福祉活動，スポーツクラブでの栄養相談，病院での疾病改善やリハビリテーション，特定保健指導における栄養指導，高齢者施設での体力づくりなど栄養と運動の知識に基づき，実践する場面は多い．

適切な栄養マネジメントを実施するためには，栄養学の知識を基礎とし，スポーツに関する知識も必要である．スタッフと連携し，対象者に応じた栄養サポートを実施する．その際には，栄養教育的なかかわりも必要となる．そのためには，管理栄養士・栄養士課程で習得する内容をすべて活用して，スポーツに関連する知識を積み上げ，さらには対象者の目的に合わせた総合的な指導が求められる(図1.3)．知識だけでなく現場に即した柔軟な対応が必要となることからも，管理栄養士・栄養士は運動・スポーツについて常に関心をもち，自身の運動習慣を維持することやさまざまなスポーツにふれる(体験・観戦する)ことも重要である．

図 1.3　対象者の目的を把握し，栄養学とスポーツに関する知識を活用する

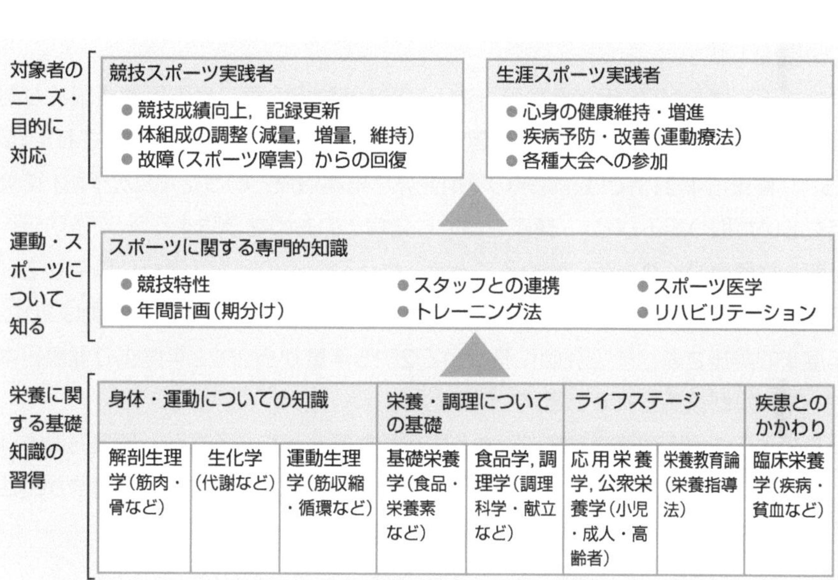

1.3 健康づくりのための運動

日本人の健康づくりのための身体活動量，運動量，体力の基準が「身体活動基準2013」に設定されている．

A. 身体活動基準2013とは

わが国の平均寿命は，1947（昭和22）年には男性が50歳，女性が54歳に過ぎなかったが，その後，生活の改善や医学・栄養学の進歩により急速に伸び，いまや世界有数の長寿国になった．一方，食生活の乱れや自動車の普及など生活環境の変化や急速な高齢化に伴い疾病構造も大きく変化している．疾病全体に占めるがん，虚血性心疾患，脳血管疾患，糖尿病などの生活習慣病の割合が増加し，死亡原因でも生活習慣病が6割を占めるようになった．同時に国民医療費総額は，2015年度に約42.4兆円になり，2025年度には57.8兆円に増加すると試算されている（図1.4）．

わが国では，1978年からの第一次，1988年からの第二次国民健康づくり対策を経て，2000年に「第三次国民健康づくり対策（健康日本21）」が制定された（図1.5）．「健康日本21」では，従来の早期発見・早期治療といった「二次予防」に重点をおいた取り組みから，「健康を増進し発病そのものを予防する『一次予防』」へと新たな健康づくり対策に変わることで，生活習慣病の発症・進行に関与している生活習慣の改善などに関する具体的な目標を提示している．この運動は2012年度まで実施され，その評価に基づいて2013年度から2022年度まで健康日本21（第二次）が実施されている．*

＊2024年度から「二十一世紀における第三次健康づくり運動（健康日本21（第三次））」が開始される．

このように生活習慣病対策に対する国民的な関心が高まるなか，厚生労働省は「1に運動，2に食事，しっかり禁煙，最後にクスリ」の標語を掲げた「健やか生活

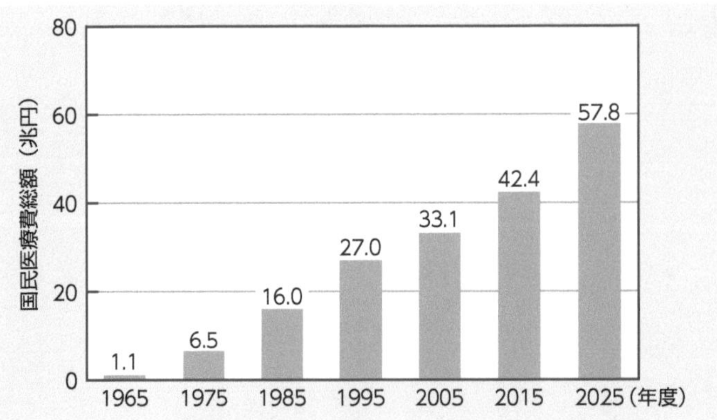

図1.4 国民医療費の推移（2025年は試算）
［厚生労働省，平成30年度 国民医療費の概況；健康保険組合連合会，2025年度に向けた国民医療費等の推計より作図］

図 1.5　健康づくり対策の流れ

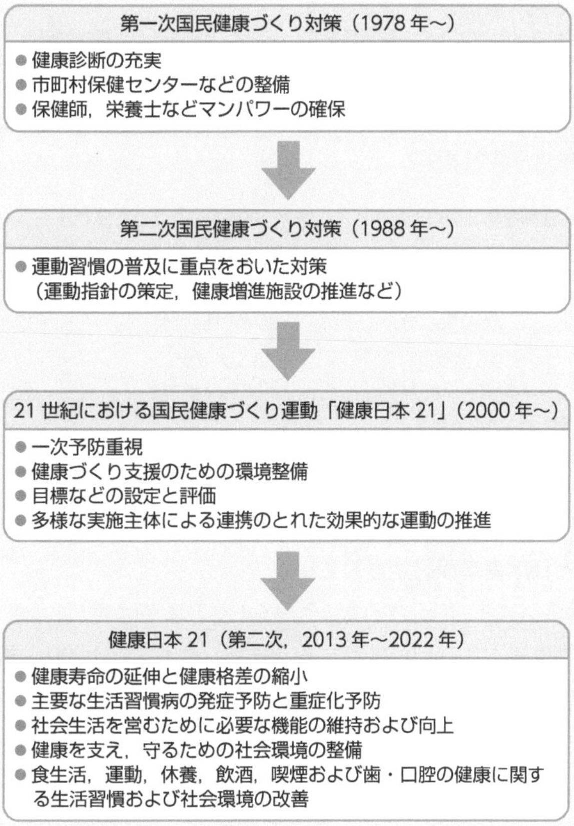

第一次国民健康づくり対策（1978 年～）

- 健康診断の充実
- 市町村保健センターなどの整備
- 保健師，栄養士などマンパワーの確保

第二次国民健康づくり対策（1988 年～）

- 運動習慣の普及に重点をおいた対策
  （運動指針の策定，健康増進施設の推進など）

21 世紀における国民健康づくり運動「健康日本 21」（2000 年～）

- 一次予防重視
- 健康づくり支援のための環境整備
- 目標などの設定と評価
- 多様な実施主体による連携のとれた効果的な運動の推進

健康日本 21（第二次，2013 年～2022 年）

- 健康寿命の延伸と健康格差の縮小
- 主要な生活習慣病の発症予防と重症化予防
- 社会生活を営むために必要な機能の維持および向上
- 健康を支え，守るための社会環境の整備
- 食生活，運動，休養，飲酒，喫煙および歯・口腔の健康に関する生活習慣および社会環境の改善

習慣国民運動」を発展させた「スマート・ライフ・プロジェクト」を通じて「適度な運動」「適切な食生活」「禁煙」の推進をはかっている．

一方，この四半世紀に，身体活動・運動と生活習慣病の発症予防との関連についての科学的研究が進み，その関連についての科学的知見が増えている．また，体力要素（持久力や筋力など）と生活習慣病との関係についても推測されている．

そこで1989年には身体活動や運動・体力の基準として「健康づくりのための運動所要量」がつくられた．その後，科学的知見（エビデンス）のシステマティック・レビュー*に基づいて改定されるようになった．最新版が「健康づくりのための身体活動基準2013」である．

＊システマティック・レビュー：文献を網羅的に集め，評価し，統計的な統合を行うこと．

B.　身体活動・運動量・体力の基準

健康日本21（第二次）では，国民の健康増進について53項目の数値目標を設定している．このうち身体活動（生活活動・運動）に関する目標は，「日常生活における歩数の増加（1,200～1,500歩の増加）」，「運動習慣者の割合の増加（約10%増加）」，「住民が運動しやすいまちづくり・環境整備に取り組む自治体数の増加（47都道府県と

身体活動量	23 メッツ・時/週 強度が 3 メッツ以上の身体活動を 23 メッツ・時/週行う．具体的には，歩行またはそれと同等以上の強度の身体活動を毎日 60 分行う．
運動量	4 メッツ・時/週 強度が 3 メッツ以上の運動を 4 メッツ・時/週行う．具体的には，息が弾み汗をかく程度の運動を毎週 60 分行う．

表 1.1　健康づくりのための身体活動・運動量の基準（18～64歳）
［厚生労働省，健康づくりのための身体活動基準 2013 より］

下表に示す強度での運動を約 3 分以上継続できた場合，基準を満たすと評価できる．

年齢	18 ～ 39 歳	40 ～ 59 歳	60 ～ 69 歳
男性	11.0 メッツ （39 mL/kg/分）	10.0 メッツ （35 mL/kg/分）	9.0 メッツ （32 mL/kg/分）
女性	9.5 メッツ （33 mL/kg/分）	8.5 メッツ （30 mL/kg/分）	7.5 メッツ （26 mL/kg/分）

注）表中の（　）内は最大酸素摂取量を示す．

表 1.2　健康づくりのための性・年代別の全身持久力の基準
［厚生労働省，健康づくりのための身体活動基準 2013 より］

する）」の3つである．「身体活動基準2013」では，健康日本21（第二次）の数値目標と整合性のとれた基準が設定されている．

「身体活動基準2013」に示された18 ～ 64歳の基準は表1.1，性・年代別の全身持久力の基準は表1.2のとおりである．また，すべての世代に共通する方向性として，身体活動量として「現在の身体活動量を少しでも増やす．例えば，今より毎日10分ずつ長く歩くようにする」，運動量として「運動習慣を持つようにする．具体的には30分以上の運動を週2日以上行う」が示されている．これらの基準活用方法については次節（1.4）で，ここで使われている単位については1.5節で説明する．

C.　基準について

「身体活動基準2013」では身体活動量の基準は，18歳未満，18 ～ 64歳，65歳以上の3つのライフステージに分けて検討された*が，18歳未満に対しては，十分な科学的根拠がないため，定量的な基準は設定されていない．また，体力のうち全身持久力の基準は，上記とは違った年齢区分で定められている．ただし，基準は年齢によって区分されているが，実際に個々人に適用する場合には，個人差等を踏まえて柔軟に対応することが必要とされている．

＊この年齢区分は，2010 年の WHO による「健康のための身体活動に関する国際勧告」における年齢区分と一致している．

「身体活動基準2013」では，身体活動の基準として「強度が3メッツ以上」の身体活動の量（メッツ・時/週）が定められている．どのような強度の身体活動がこれに該当するかについて，「健康づくりのための運動基準2006」に例示されたのが図1.6である．身体活動とメッツの詳細は表1.4と1.5（p.12，13）にまとめた．

図 1.6　身体活動（運動と生活活動）の強度による分類
［厚生労働省，健康づくりのための運動基準2006より］

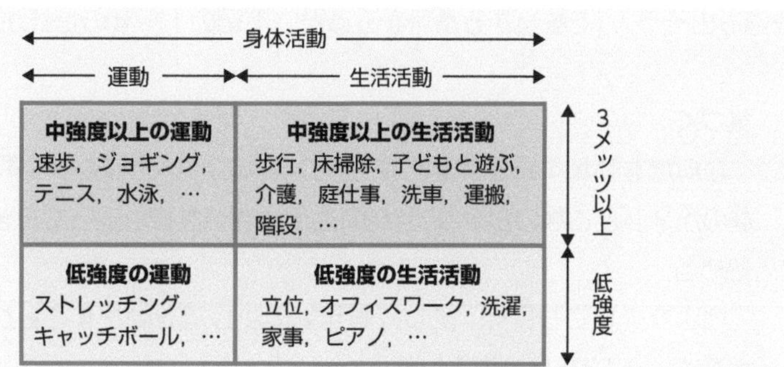

1.4　健康づくりのための身体活動指針

「身体活動基準2013」に基づき，安全で有効な運動を広く国民に普及させるために，健康づくりのための身体活動指針が国民向けのガイドライン「アクティブガイド」*として示されている．

＊アクティブガイド：A4版1枚（両面）のコンパクトなパンフレットで，厚生労働省のホームページからダウンロードできる．

アクティブガイドでは，「＋10（プラス・テン）で健康寿命をのばしましょう」を標語に掲げ，広く身体活動増加の普及をはかろうとしている．まず，図1.7で自分の状態をチェックすることから始まる．

図1.7で自分が1～4のどれに該当するかをチェックし，「健康のための第1歩

図 1.7　健康のための身体活動チェック（アクティブガイドより）

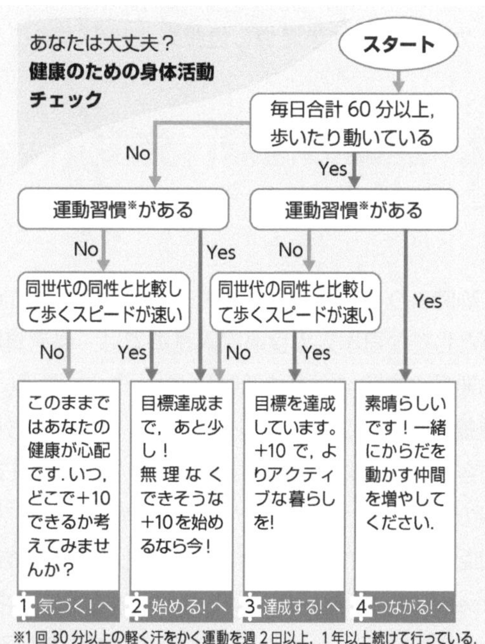

を踏み出そう！」で該当する番号をみると，下記の1～4の指針が示されている．

1. 気づく
　からだを動かす機会や環境は，身の回りにたくさんあります．それが「いつなのか？」「どこなのか？」ご自身の生活や環境を振り返ってみましょう．
2. 始める
　今より少しでも長く，少しでも元気にからだを動かすことが健康への第一歩です．＋10から始めましょう．
 • 歩幅を広くして，速く歩いて＋10！
 • 歩いたり，自転車で移動して＋10！
 • ながらストレッチで＋10！
3. 達成する
　目標は，1日合計60分，元気に身体を動かすことです．高齢の方は，1日合計40分が目標です．これらを通じて，体力アップを目指しましょう．
 • 運動で体力アップ
 • 1日8,000歩が目安です
 • じっとしている時間を減らして，1日合計40分は動きましょう
4. つながる
　一人でも多くの家族や仲間と＋10を共有しましょう．一緒に行うと，楽しさや喜びが一層増します．

「＋10（プラス・テン）」は，今より10分からだを動かすことで，どんなレベルの人でも健康のための身体活動を増やし健康寿命をのばすことを目標としている．

1.5 年齢，運動の種類，強度

身体活動は，安静時よりも多くのエネルギーを消費する動作の総称である．

身体活動の指標として，日本人の食事摂取基準では，参考資料として示された推定エネルギー必要量の算定に，身体活動レベル（PAL）を用いている．これは，総エネルギー消費量*を基礎代謝量で除して得られる指標であり，身体活動レベル別にみた活動内容と活動時間の代表例として表1.3が示されている．

身体活動レベルの算出における，基礎代謝量は早朝空腹時に快適な室内（室温など）において安静仰臥位覚醒状態で測定されるエネルギー量である．

メッツ（METs：metabolic equivalents）は，その身体活動のエネルギー消費量が，座位安静時（酸素消費量で約3.5 mL/kg体重/分に相当）の何倍にあたるかを示す単位で，

＊総エネルギー消費量：二重標識水法（doubly labeled water method）で測定された総エネルギー消費量が用いられている．二重標識水法では一定期間（約2週間）の二重標識水の希釈速度から二酸化炭素の産生量を求め，そこから総エネルギー消費量が計算される．そのため，運動に関して身体活動レベルを活用するには，運動時だけでなく，1日のすべての活動として評価する必要がある．

表 1.3　身体活動レベル別にみた活動内容と活動時間の代表例
［厚生労働省，日本人の食事摂取基準（2020年版）より］

身体活動レベル*	低い（Ⅰ）	ふつう（Ⅱ）	高い（Ⅲ）
	1.50 （1.40 ～ 1.60）	1.75 （1.60 ～ 1.90）	2.00 （1.90 ～ 2.20）
日常生活の内容	生活の大部分が座位で，静的な活動が中心の場合	座位中心の仕事だが，職場内での移動や立位での作業・接客等，通勤・買物での歩行，家事，軽いスポーツ，のいずれかを含む場合	移動や立位の多い仕事への従事者．あるいは，スポーツ等余暇における活発な運動習慣をもっている場合
中程度の強度（3.0 ～ 5.9 メッツ）の身体活動の 1 日当たりの合計時間（時間/日）	1.65	2.06	2.53
仕事での 1 日当たりの合計歩行時間（時間/日）	0.25	0.54	1.00

＊　代表値．（　）内はおよその範囲．

おもに運動強度の指標として使われている．運動強度をエネルギー消費量（kcal）で表示すると，同じ運動でも体重に応じて換算が必要になるが，メッツであればその必要がない．

身体活動とメッツの関係を表 1.4，1.5 に示す．

メッツ・時は，運動の強度（メッツ）にその実施時間（時間）をかけたもので，身体活動の量を表す単位である．1 メッツ・時の身体活動量に相当するエネルギー消費量は，個人の体重によって異なるが，身体活動量（メッツ・時）に体重（kg）を乗じた下記の簡易換算式により算出する．

エネルギー消費量（kcal）＝メッツ・時×体重（kg）

たとえば，体重 72kg の人がボウリングを 30 分行った場合のエネルギー消費量は，3.0 メッツ× 0.5 時間× 72 kg ＝ 108 kcal となる．ただし，体重減少を目的とした身体活動において，体脂肪燃焼によるエネルギー消費量は，安静時のエネルギー消費量を引いた値を算出する．前述の例であれば，（3.0 メッツ－1 メッツ）× 0.5 時間× 72 kg ＝ 72 kcal である．

一方，どのような運動強度で行うかには，メッツ値だけでなく，対象者本人の「きつさ」を配慮することも必要である．「きつさ」のものさしには Borg 指数がある．Borg 指数は年代別の脈拍数で定量化することができる（表 1.6）．ただし年齢別の脈拍数には個人差があることや，薬剤によって修飾を受ける可能性があることに留意する必要がある．

表 1.4　生活活動のメッツ表

メッツ	3 メッツ以上の生活活動の例
3.0	普通歩行（平地，67 m/分，犬を連れて），電動アシスト付き自転車に乗る，家財道具の片付け，子どもの世話（立位），台所の手伝い，大工仕事，梱包，ギター演奏（立位）
3.3	カーペット掃き，フロア掃き，掃除機，電気関係の仕事：配線工事，身体の動きを伴うスポーツ観戦
3.5	歩行（平地，75 ～ 85 m/分，ほどほどの速さ，散歩など），楽に自転車に乗る（8.9 km/時），階段を下りる，軽い荷物運び，車の荷物の積み下ろし，荷づくり，モップがけ，床磨き，風呂掃除，庭の草むしり，子どもと遊ぶ（歩く/走る，中強度），車椅子を押す，釣り（全般），スクーター（原付）・オートバイの運転
4.0	自転車に乗る（≒ 16 km/時未満，通勤），階段を上る（ゆっくり），動物と遊ぶ（歩く/走る，中強度），高齢者や障がい者の介護（身支度，風呂，ベッドの乗り降り），屋根の雪下ろし
4.3	やや速歩（平地，やや速めに＝ 93 m/分），苗木の植栽，農作業（家畜に餌を与える）
4.5	耕作，家の修繕
5.0	かなり速歩（平地，速く＝ 107 m/分）），動物と遊ぶ（歩く/走る，活発に）
5.5	シャベルで土や泥をすくう
5.8	子どもと遊ぶ（歩く/走る，活発に），家具・家財道具の移動・運搬
6.0	スコップで雪かきをする
7.8	農作業（干し草をまとめる，納屋の掃除）
8.0	運搬（重い荷物）
8.3	荷物を上の階へ運ぶ
8.8	階段を上る（速く）
メッツ	3 メッツ未満の生活活動の例
1.8	立位（会話，電話，読書），皿洗い
2.0	ゆっくりした歩行（平地，非常に遅い＝ 53 m/分未満，散歩または家の中），料理や食材の準備（立位，座位），洗濯，子どもを抱えながら立つ，洗車・ワックスがけ
2.2	子どもと遊ぶ（座位，軽度）
2.3	ガーデニング（コンテナを使用する），動物の世話，ピアノの演奏
2.5	植物への水やり，子どもの世話，仕立て作業
2.8	ゆっくりした歩行（平地，遅い＝ 53 m/分），子ども・動物と遊ぶ（立位，軽度）

[厚生労働科学研究費補助金（循環器疾患・糖尿病等生活習慣病対策総合研究事業）「健康づくりのための運動基準 2006 改定のためのシステマティックレビュー」（研究代表者：宮地元彦）より]

表 1.5　運動のメッツ表

メッツ	3 メッツ以上の運動の例
3.0	ボウリング，バレーボール，社交ダンス（ワルツ，サンバ，タンゴ），ピラティス，太極拳
3.5	自転車エルゴメーター（30 ～ 50 ワット），自体重を使った軽い筋力トレーニング（軽・中等度），体操（家で，軽・中等度），ゴルフ（手引きカートを使って），カヌー
3.8	全身を使ったテレビゲーム（スポーツ・ダンス）
4.0	卓球，パワーヨガ，ラジオ体操第 1
4.3	やや速歩（平地，やや速めに＝ 93 m/分），ゴルフ（クラブを担いで運ぶ）
4.5	テニス（ダブルス）*，水中歩行（中等度），ラジオ体操第 2
4.8	水泳（ゆっくりとした背泳）
5.0	かなり速歩（平地，速く＝ 107 m/分），野球，ソフトボール，サーフィン，バレエ（モダン，ジャズ）
5.3	水泳（ゆっくりとした平泳ぎ），スキー，アクアビクス
5.5	バドミントン
6.0	ゆっくりとしたジョギング，ウェイトトレーニング（高強度，パワーリフティング，ボディビル），バスケットボール，水泳（のんびり泳ぐ）
6.5	山を登る（0 ～ 4.1 kg の荷物を持って）
6.8	自転車エルゴメーター（90 ～ 100 ワット）
7.0	ジョギング，サッカー，スキー，スケート，ハンドボール*
7.3	エアロビクス，テニス（シングルス）*，山を登る（約 4.5 ～ 9.0 kg の荷物を持って）
8.0	サイクリング（約 20 km/時）
8.3	ランニング（134 m/分），水泳（クロール，ふつうの速さ，46 m/分未満），ラグビー*
9.0	ランニング（139 m/分）
9.8	ランニング（161 m/分）
10.0	水泳（クロール，速い，69 m/分）
10.3	武道・武術（柔道，柔術，空手，キックボクシング，テコンドー）
11.0	ランニング（188 m/分），自転車エルゴメーター（161 ～ 200 ワット）
メッツ	**3 メッツ未満の運動の例**
2.3	ストレッチング，全身を使ったテレビゲーム（バランス運動，ヨガ）
2.5	ヨガ，ビリヤード
2.8	座って行うラジオ体操

[厚生労働科学研究費補助金（循環器疾患・糖尿病等生活習慣病対策総合研究事業）「健康づくりのための運動基準 2006 改定のためのシステマティックレビュー」（研究代表者：宮地元彦）より]
＊試合の場合

表 1.6　自覚的運動強度（Borg 指数）と年代別の脈拍数

自覚的運動強度（Borg 指数）	1 分間あたりの脈拍数の目安（拍/分）				
	60 歳代	50 歳代	40 歳代	30 歳代	20 歳代
きつい～かなりきつい	135	145	150	165	170
ややきつい	125	135	140	145	150
楽である	120	125	130	135	135

1）運動・スポーツは，生涯を通じた心身の健康管理に必要である．今よりも 10 分多くからだを動かすこと（プラス・テン）が推奨されている．
2）運動・スポーツにおいて管理栄養士・栄養士は，いずれも PDCA サイクルを基本として栄養マネジメントを行う．
3）「身体活動基準 2013」では，18 ～ 64 歳の身体活動量の基準を 23 メッツ・時/週とし，運動量の基準を 4 メッツ・時/週としている．
4）「身体活動基準 2013」では，現在の身体活動量を少しでも増やすことと，運動習慣を持つようにすることが推奨されている．
5）健康づくりと生活習慣病の発症予防のための運動は，安全に継続的に行うことが重要であり，食生活や生活リズムの見直しも合わせて行う．

2. 運動・スポーツ栄養と体のリズム

2.1 体のリズム

体内時計は，生体内にいろいろな周期をもたらすしくみであり，運動・身体活動，食生活，睡眠・覚醒サイクル，体温調節機構，内分泌代謝などさまざまな生理機能の調節に関わっている．生体リズムには，日内リズム（サーカディアンリズム），週内リズム，月周リズム，季節リズム，90分リズムがある．このような体のリズムをよく知り，ベストなタイミングを選択したトレーニングや食事をすることが，健康づくりや競技日に向けたコンディション調整のカギとなる．

体のリズム

生体リズムの種類	生理機能
日内リズム（サーカディアンリズム）	体温，血圧，運動機能，摂食
週内リズム	エネルギー収支，疲労感
月周リズム	性周期，肺活量
季節リズム	免疫力，体脂肪
90分リズム（ウルトラディアンリズム）	睡眠リズム，喫煙，集中力，空腹感

2.2 身体機能の日内リズム

ヒトの最も基本的な体のリズムとして，日内リズムがある．ヒトは1日を24時間とする社会的ルールによって毎日の生活を送っているが，時刻を知らせる要因を取り除くと24時間よりも少し長い周期でリズムが刻まれている．この周期は加齢とともに短くなり，日常生活の周期と一致してくる．

A.　身体機能は午後にピークとなる

表2.1に，ヒトの身体機能がピークを示す時間帯を示した．ヒトの体温は起床直後から徐々に上昇し始め，午後2時ころにピークとなり，睡眠時に最低値となる日内リズムがある．午後2時ころのピーク時と睡眠時の最低値の差は約1℃にもなる．生体固有の体内リズムは，一度リズム形成されると一時的に生活リズムが少し乱れてもそれほど影響なく戻ると考えられている．ヒトの身体能力，知的作業能力は，体温上昇の変動とよく一致している．持久力や筋力，肺活量などの運動機能も朝より夕方に最大となる．トレーニング効果を高めるには，トレーニング時刻を考慮することも重要である．

表2.1　ヒトの身体機能がピークとなる時間帯

身体機能	最高値を示す時間帯
体温	午後2時ころ
脈拍	昼過ぎ
血圧	午後2時ころ
計算速度	午後2時ころ
筋力	夕方
酸素消費量	夕方
肺活量	夕方

B.　成長ホルモンは体力づくりの要

骨格や筋肉の構成に関与する成長ホルモンの分泌は，睡眠初期の深いノンレム睡眠*時にピークを示す日内リズムが存在する．特に，成長期でもある思春期には成長ホルモンの分泌が増大し，睡眠時以外の夕方などに分泌ピークが数回出現する．脳下垂体前葉から分泌される性腺刺激ホルモン（黄体ホルモン）も，睡眠中に上昇し，筋肉のタンパク質合成を促す．また，高強度なトレーニングや空腹感でも成長ホルモンの分泌は促進される．一方，成人になると睡眠時の分泌ピークが減少し，高齢者ではほとんど消失する．

運動直後にはタンパク質の豊富な食事をとることと快眠によって，運動で分解した筋肉をすみやかに修復し合成を促す．また，成長ホルモンには脂肪合成を抑制する作用もあるため，高強度トレーニングによる分泌促進は肥満防止とウエイトコントロールにも効果が認められる．

＊ノンレム睡眠：身体の疲れを除く深い睡眠であり，成長ホルモンの分泌を促す．「寝る子は育つ」
レム睡眠：比較的浅い夢を見ている睡眠であるが，脳の疲れを除く効果がある．「寝相の悪い子は元気な子」

C.　運動に適した時間帯

体温や血圧，身体機能が最低値を示す早朝は，運動やトレーニングを行うには最も適さない時間帯である．さらに，早朝に激しい運動をすると，体のリズムを乱し，疲れやすくなる．朝の激しい運動はノルアドレナリンやアドレナリンの分泌が過剰となり，心拍数や血圧も高く，心臓への負担が大きくなる（図2.1）．早朝のトレーニングや1，2時限目の体育も子どもの発達と健康面からも注意を要する．心筋梗塞や狭心症の発症が午前6～11時の時間帯に最も多いことから，中・高齢者の無理な運動は要注意である．

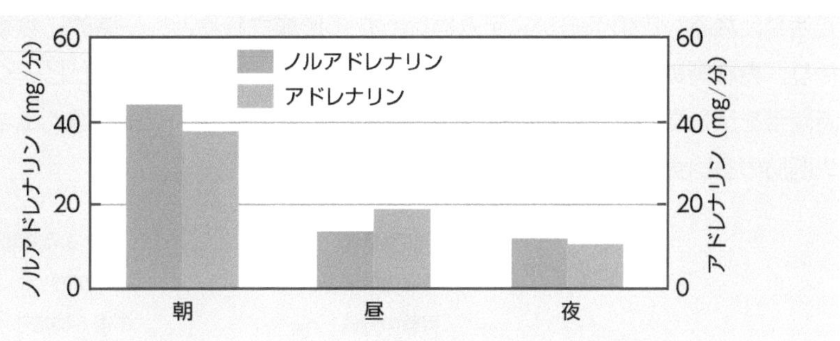

図 2.1　運動によるノルアドレナリンとアドレナリンの分泌増加量

一方で，朝のラジオ体操やウォーキング程度の，体に負担の少ない軽めの運動は，1日のウォーミングアップとコンディション調整に大切である．

高校生に1,800 m走を朝方と夕方に負荷して成長ホルモンの血中レベルを調べると，朝方よりも夕方の運動によって成長ホルモンの分泌が亢進した（図2.2）．成長ホルモンは骨格や筋肉の構成に関与するので，夕方に運動強度の高いトレーニングを行い，さらに運動実施の約3時間前の昼食に糖質を中心として，ミネラル，ビタミンやタンパク質を豊富に含んだ食事をとることが体力づくりに効果的である．

午前中よりも午後の競技で記録が出やすいのは，身体機能が昼間から夕方にピークがあるためで，午後から夕方のトレーニングは効果的である．このことから健康と体力づくりには，同じトレーニングでも朝より夕方のほうが有効で，これからの時間運動学の重要性を浮き彫りにしている．

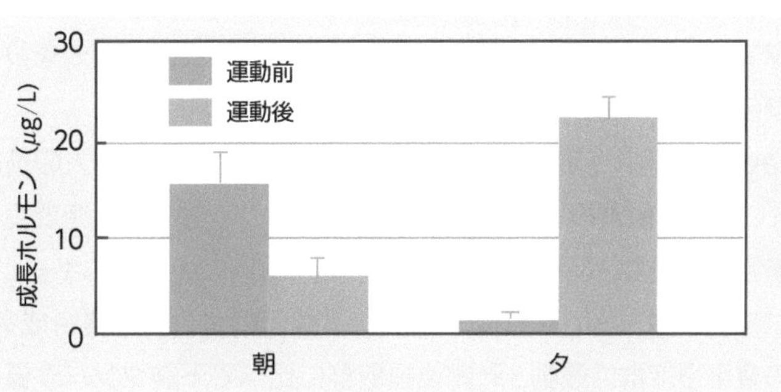

図 2.2　血中成長ホルモンの分泌と運動時刻
［加藤秀夫ら，日本栄養・食糧学会誌，46，33–38（1990）より改変］

2.3 運動と食事のタイミング

A. 消化管機能の日内リズム

胃腸の運動や消化酵素の分泌は習慣的な食事時刻を記憶し，食事時刻を予知して活発になる．この予知システムはいったん形成されると，一時的に食事を抜いたり，食事時刻がずれても維持される．表2.2に，消化管の働きがピークとなる時間帯を示した．消化管機能は夕方にピークとなるため，夕食が遅くエネルギーや脂肪の多い食事に偏ると肥満になりやすくなる．

表 2.2　消化管機能がピークを示す時間帯

消化管機能	ピークとなる時間帯
唾液の分泌	夕方
胃酸の分泌	午後８時ころ
膵液の分泌	夕方
二糖類消化酵素	夕方
ビタミン B_{12} の吸収	午後１時ころ
鉄の生体内利用（造血）	朝
味覚（塩辛味，甘味）	朝

B. トレーニングと食事摂取タイミング

トレーニングでは筋肉タンパク質の合成よりも分解を促され，この状態が数時間も続くため，運動後には適切な栄養素をすみやかに補給する必要がある．運動終了後の栄養摂取タイミングについて図2.3に示した．不可欠アミノ酸（必須アミノ酸）の１つであるフェニルアラニンは筋肉において代謝されないため，フェニルアラニンの放出が正味の筋肉タンパク質の分解を示し，逆に取り込みは正味の合成量を表す．運動終了直後からアミノ酸とグルコースの混合液を持続投与すると筋肉タンパク質はすみやかに合成が優位となった．一方で混合液を投与しない場合は筋肉タンパク質の分解が持続し，運動終了２時間後に混合液を投与しても運動直後に投与したレベルまで回復しなかった．

Levenhagenらによってヒトでも同様の研究が行われ，10人の被験者（20～40歳）に対して最大酸素摂取量の60%のサイクリング運動を１時間負荷し，その運動直後あるいは運動３時間後にサプリメント（100 kcal；エネルギー比でタンパク質40%，糖質28%，脂質32%）を摂取させた．下肢でのタンパク質合成を調べると，運動直後の食事摂取群は運動３時間後摂取群に比べて下肢タンパク質合成速度が

図 2.3　糖質およびアミノ酸混合液の投与タイミングとタンパク質動態（イヌ）
[K. Okamura *et al.*, *Am. J. Physiol.*, **272**, E1023-E1030（1997）より改変]

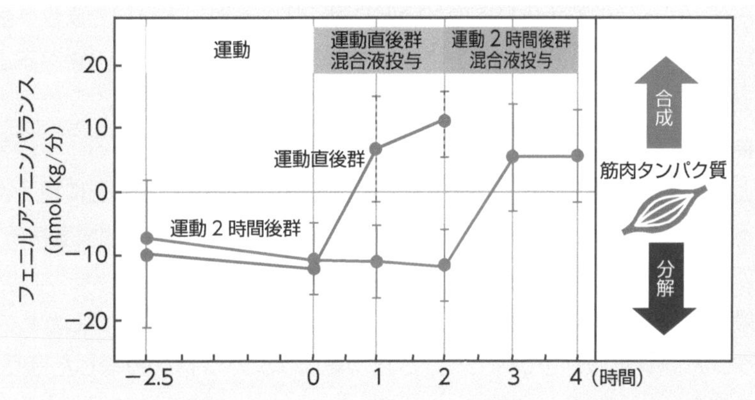

大きく，正味のタンパク質合成も高まっていた．

つまりトレーニング後にはできるだけ早く食事をすると，多くの糖質とタンパク質が効率的に筋肉に取り込まれると考えられる．また，「運動をしたあとにすみやかに食事をとる」という摂取タイミングを長期間継続すると，筋肉がより増大することがラットで明らかにされている（図 2.4）．運動直後に食事を摂取したほうが，運動後 4 時間経過してから摂取するよりも筋肉量は有意に増加し，体脂肪量は有意に少なかった．その一因として，運動後すみやかに食事をとることで筋肉量が増加し，安静時代謝量の増加や，体脂肪蓄積の抑制がある．このように，トレーニング後すみやかに食事をとるという食生活パターンを継続することが，体組成の改善に有効である．

図 2.4　運動直後あるいは運動 4 時間後の食事摂取と筋肉重量および脂肪組織重量
[M. Suzuki *et al.*, *J. Nutr. Sci. Vitaminol.*, **45**（4），401-409（1999）より引用して作図]

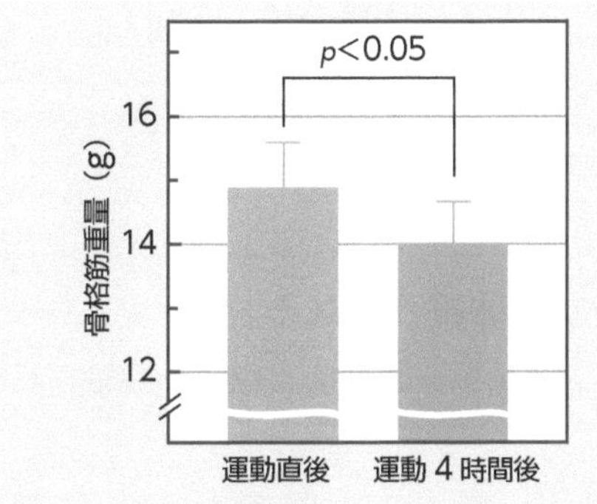

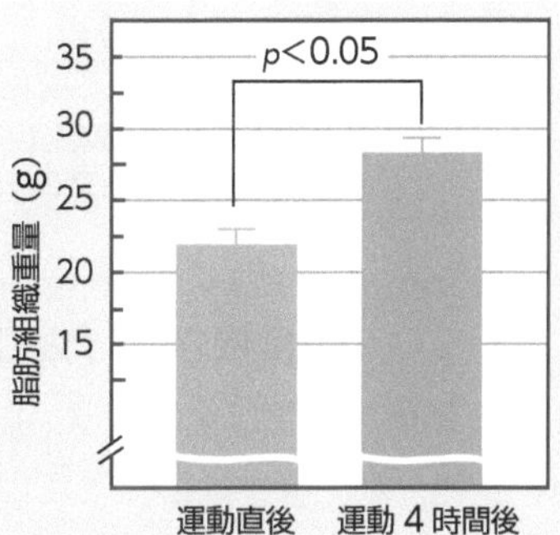

C.　朝食はコンディション調整の要

起床時は，前日の夕食からかなり時間が経過し，肝臓グリコーゲンは枯渇した状態である．朝食を抜くと，脳の最大のエネルギー源であるグリコーゲン由来のグルコース供給が低下して判断力や意欲の低下が起こる．また，運動前に筋肉グリコーゲンが十分に蓄えられていないと，早く疲労してしまう．つまり，生活リズムを整え，ベストな競技能力を生み出す基本は，朝食をきちんと食べることである．

朝食にはエネルギー源の補給と同時に体温上昇を促す作用がある．食物を摂取すると起こる食事誘発熱産生（DIT）は，効率的に活動に適した体温に整える働きがある．DITは食事摂取から1時間後にピークとなり，5～6時間程度持続する．最も効率的に体温上昇を促すのは，タンパク質である．

一般に，朝食は昼食や夕食に比べてタンパク質摂取量が少ない．しかし，夕食のみタンパク質摂取が多いよりも，3食均等にタンパク質を摂取したほうが24時間の筋タンパク質合成が高かった（図2.5）．つまり，朝食はパンと牛乳のみで済ませるのではなく，卵あるいは肉や魚，サラダや果物を加えると，コンディションの調整に有用な栄養バランスとなる．

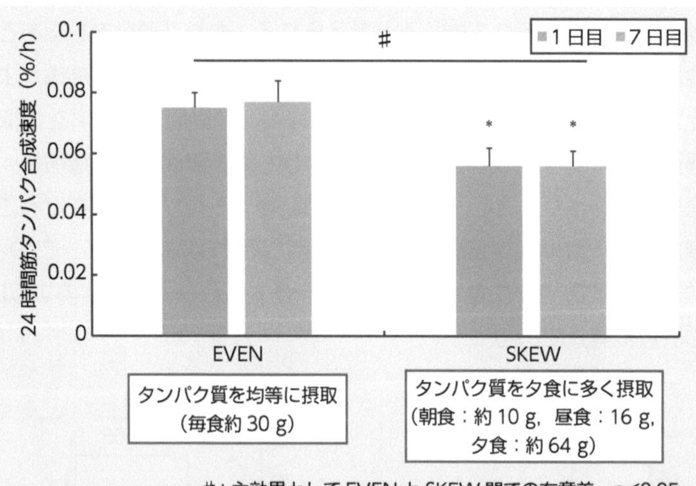

図2.5 1日のタンパク質摂取パターンの違いと筋タンパク質合成速度
［M. M. Mamerow *et al.*, J Nutr., **144**(6), 876–880 (2014) より作図］

朝食抜きは「太りやすい体質」になる

①朝食の欠食は体温が上がらず，脳のエネルギー源である糖質も供給されないため，脳の働きは鈍い．

②朝食抜きで糖質が体内に入ってこないと，筋肉タンパク質を分解して糖新生により糖質を産生する．筋肉の減少は基礎代謝の低下を招き，1日のエネルギー消費量が低下することで肥満になりやすい．

③朝食を抜くと昼食・夕食で過食になりやすく，急激な血糖上昇が起こる．それに伴って分泌されたインスリンは，余剰エネルギーを体脂肪として蓄えやすくなる．

D.　午後の身体機能を最大限にする昼食

朝食のエネルギーは，午前中の代謝や活動エネルギーとしてほぼ使い果たされてしまう．夕方のトレーニングによって成長ホルモンの分泌が促進されるため，体力づくりはその約3時間前の昼食の食事内容に左右される．しかし，自宅以外の場所で食事をすることが多い昼食は，うどんやカレーなど安価で容易に満腹となる外食を選択する場合が多い．簡便な外食は夕方までにおなかが空いたり，タンパク質などの代謝に重要なビタミン類が不足しやすい．ごはんなどの主食と肉や魚の主菜，野菜や海藻類の副菜をきちんと組み合わせ，さらにヨーグルトや牛乳などを加えるとよい．

E.　持久力アップのカギを握る夕食

トレーニング後の筋肉は大きなダメージを受けた状態である．このようなダメージをすばやく回復させ，次のトレーニングによりよい状態で臨むことは選手がより強くなる秘訣である．

運動直後に食事摂取すると，筋肉グリコーゲンは40分以内に増加するが，85%糖質食よりも64%糖質とタンパク質の混合食で著しく増加した．この違いは，運動終了120分（2時間）後と240分（4時間）後でも認められ，筋肉グリコーゲンの合成には糖質だけでなくタンパク質も組み合わせた食事が効果的であるといえる（図2.6）．

夕方の運動終了後は，できるだけ早く糖質とタンパク質を豊富に含んだ食事をすることが，疲労回復と体力向上に重要な役割を果たす．柑橘類などに多く含まれるクエン酸は乳酸の生成を抑制し，グリコーゲン合成を促進する．夕食には，ごはんなどの糖質に脂肪分の少ない魚や赤身の肉を組み合わせ，梅干しや果物などを加えるとよい．

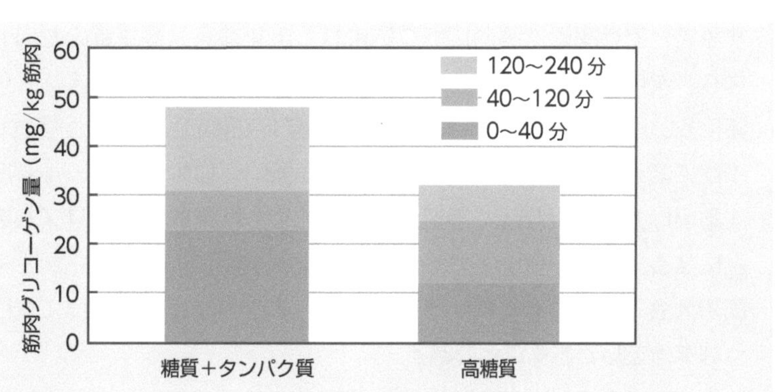

図 2.6　運動直後および2時間後の栄養素摂取による筋肉グリコーゲン回復
[J. L. Ivy *et al.*, J. *Appl. Physiol.*, 93, 1337–1344（2002）より改変]

2.4 月周リズムと体力

女性には，約28日を1サイクルとした月経周期が存在する．月経周期には，下垂体前葉から分泌される卵胞刺激ホルモン（FSH）と黄体形成ホルモン（LH），卵巣から分泌されるエストロゲンとプロゲステロンが関与しており，月経周期は精神的な要因などにも影響される．

また，女性は月経周期によりホルモン分泌が変化し，それに伴ってエネルギー代謝なども変動する．エストロゲンの分泌が低下する月経期には脂肪細胞での脂肪の取り込みと合成に関与するリポプロテインリパーゼ（LPL）の活性が高くなる．一方，排卵前後にエストロゲンの分泌が増大すると，脂肪細胞からの脂肪分解に

国際大会での時差対策

近年，スポーツの国際大会のため海外遠征に行ったりする機会も増えてきている．その際に頭を悩ませるのが時差ぼけである．時差ぼけは現地時刻に体のリズムが同調できずに起こる現象で，夜間に不眠に陥り，頭痛，めまいなどの症状が起こる．通常，4時間帯（経度15度×4時間＝60度）を越えると時差ボケが起こり，西回り（ヨーロッパ方面）よりも東回り（アメリカ方面）のほうがその症状はひどくなる．これは，体のリズムが1日＝24時間よりも長いほうが適応しやすいためである．

このような時差ぼけの症状とともに選手は精神力や有酸素性作業能力，筋力の低下が起こり，その回復には5日以上かかることもある．そのため，国際大会への出場が決まったら，移動日の数日前から睡眠，食事，トレーニングの時間を徐々に現地時刻に合わせた生活を送るようにする．また，現地に着いてからは昼間は日光を浴び，軽めの活動をするとよい．

肉や魚に豊富に含まれるアミノ酸のトリプトファンは，糖質と同時に摂取することで効率的に脳内に取り込まれ，まず神経伝達物質のセロトニンになり，次に睡眠を誘導するホルモンのメラトニンになる．また，魚介類や卵に多いビタミンB_{12}は，睡眠リズムを整えて体のリズムを回復させる．

不眠に陥るとアルコール飲料を飲む人が多い．血中アルコール濃度の低下する明け方に睡眠が浅く不安定となるため，結果的に睡眠リズムを乱すことになる．

国際大会で競技力を発揮するには，国内滞在中から時差ぼけに負けないような準備をしておくことである．

表 2.3　月経周期とウエイトコントロール

	月経前後	排卵前後	閉経
エストロゲン分泌	低い	高い	低い
脂肪合成	高い	低い	高い
脂肪分解	低い	高い	低い
対策	食事コントロール	持久系運動	食事コントロールと持久系運動の併用

関与するホルモン感受性リパーゼ（HSL）が活性化される．したがって，月経期には脂質の多い食事を避け，排卵後の黄体期は体脂肪の燃焼しやすい有酸素運動がウエイトコントロールに適している（表 2.3）．

更年期はエストロゲンの分泌が低下した状態，すなわち月経期と同じような状態が長期間続くことになる．この時期は，食事コントロールと有酸素運動を併用することが肥満防止と健康増進のポイントとなる．また，運動中の水分補給にも糖質がたっぷり入った飲料は避けるべきである．

男性にも月周リズムがあり，体重や肺活量，握力も増減する．また，テストステロンは夏期のトレーニングで分泌が高まる季節リズムを示す．夏期のトレーニングは筋持久力の向上と心肺機能の発達に効果的である．

2.5　季節リズムに適した骨づくり

丈夫な骨づくりは，健康な体づくりに欠かせない．食事からのカルシウム摂取が骨づくりに重要であり，カルシウムの吸収に関与するビタミンDが不足しても丈夫な骨は形成されない．冬は夏に比べて尿中へのカルシウム排泄が増加し，骨格の伸長速度も多少遅くなる．

ビタミンDの指標である血漿中の25（OH）D_3濃度は，夏に高く冬に低い季節リズムが認められる（図 2.7）．これは，皮膚表面の角質層と表皮に存在するプロ

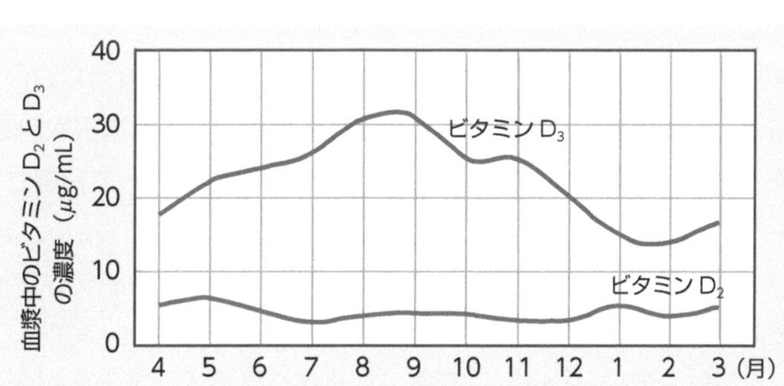

図 2.7　健常日本人の血漿中ビタミン D_2 およびビタミン D_3 の季節変動
［T. Kobayashi *et al.*, *J. Nutr. Sci. Vitaminol.*, 29 (3), 271–281 (1983) より改変］

ビタミンD_3が，夏に増加する有効紫外線（290～330 nm）によってビタミンD_3に転換されることによる．適度な日光は骨づくりに大切であるが，紫外線量の少ない冬や紫外線量をブロックする効果の高い化粧品を常時使用する場合は，特に意識して食事からのカルシウムとビタミンD摂取を増やす必要がある．同様に，高齢者は皮膚におけるビタミンD_3を形成する能力が低いため，食事からの摂取が重要である．一方で，過度の紫外線照射は皮膚がんなどのリスクを高めるので注意が必要である．

骨吸収は朝から上昇して，午後にピークとなり，夜間に低下する日内リズムがみられ，骨形成は夕方から上昇して夜間にピークとなり，明け方に低下するリズムがみられる．そのため，夕食時に意識的にカルシウムを摂取することも骨づくりと骨粗鬆症予防に重要なポイントである．

旬の野菜と健康

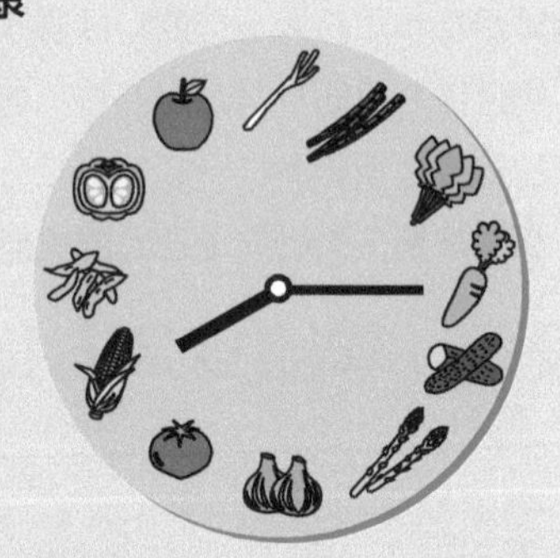

旬の野菜は独特の味わいと食感があり，健康に不可欠な要素を持ち合わせている．春の野菜はビタミンやミネラルが豊富で活動的な身体の潤滑油となり，新陳代謝を高める．暑い夏にはトマト，きゅうりなどの水分やビタミンの多い野菜が多く出回る．熱中症の予防に効果的である．秋は暑い夏で疲れた身体を癒すおいしい野菜が多く，元気の源になる．冬の野菜は身体を温めてくれる根菜類の大根，かぼちゃ，白菜がある．ビタミンCやビタミンEも豊富で，寒い季節に好都合である．

2.6 夜食（非活動時の食事）による影響について

エネルギー消費量が減少する夜間に夜食を摂取すると，消費されなかった栄養素が体脂肪として蓄積する．また，生活の夜型化にともなう食事摂取時刻の遅れも同様である．1日摂食量の1/3を通常より遅い時刻にラットに摂取させると，摂食にともなう筋肉グリコーゲンの増加が認められなかった（図2.8）．また，肝臓グリコーゲンも同様の結果だったことから，摂取した栄養素がグリコーゲン合成に利用されず，脂肪蓄積につながったと考えられる．

スポーツ選手は夕方のトレーニング後，なるべく早くバランスのよい食事を摂

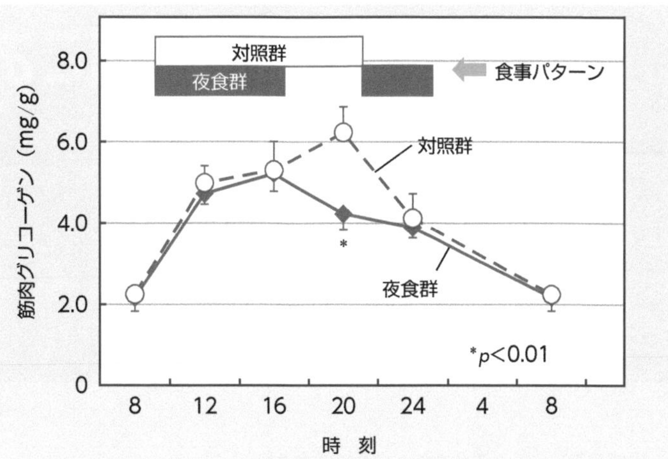

図 2.8　夜食による筋肉グリコーゲンの日内変動への影響
［加藤秀夫ら，日本薬理学雑誌，**137**，120-124（2011）より］

取し，すみやかな回復，筋タンパク質の修復が重要である．規則正しい食生活は肥満の予防になる．

1）体のリズムは生命活動を調節し，身体機能や知的作業能力をコントロールしている．
2）持久走や肺活量などの運動能力は，午前中よりもエネルギー代謝が活発な午後に最大となる．
3）骨や筋肉づくりに関与する成長ホルモンは，午後のトレーニングによって分泌が増大する．
4）トレーニング後すみやかに糖質やタンパク質のそろった食事をとると，効率的に筋タンパク質やグリコーゲンが合成され，持久力アップや体力づくりに有効である．
5）朝食はエネルギーの補給とすみやかな体温上昇の役割があり，1 日のコンディション調整に不可欠である．
6）糖質とタンパク質の豊富な夕食は，疲労回復と体力の向上に最適である．
7）女性の月経期は食事コントロール，黄体期は持久系運動を心がけると効率的なウエイトコントロールができる．
8）紫外線量の少ない冬は，食事からのビタミン D を意識的に摂取することが，丈夫な骨づくりや骨折予防につながる．
9）海外遠征では，移動前から食事，睡眠，トレーニング時間を徐々に現地時間に合わせて調整することが成功の秘訣である．

3. 運動・スポーツにおける栄養素の働き

3.1 運動，食事と栄養素

トレーニングや練習後に適切な食事（栄養素）を摂取することにより，次の競技開始までに疲労を回復することができる．トレーニングや練習は体の運動に対する適応力を与え，その適応により運動能力が向上する．運動能力に影響を与える食生活に常に注意を払い，栄養管理に努める．

食事は運動の量や質に見合っていることが大切で，特に筋グリコーゲンを保持・

表 3.1　日本食品標準成分表 2020 年版の記載例

食品番号	可食部100g当たり																										
	食品名	廃棄率	エネルギー		水分	たんぱく質		脂質			炭水化物						有機酸	灰分	無機質								
											利用可能炭水化物																
						アミノ酸組成によるたんぱく質	たんぱく質	脂肪酸のトリアシルグリセロール当量	コレステロール	脂質	利用可能炭水化物（単糖当量）	利用可能炭水化物（質量計）	差引き法による利用可能炭水化物	食物繊維総量	糖アルコール	炭水化物			ナトリウム	カリウム	カルシウム	マグネシウム	リン	鉄	亜鉛	銅	マンガ
	単位	%	kJ	kcal	(……	……g……		……)	mg	(……				……g……				……)	(……				……mg……				……)
11001	<畜肉類>いのしし肉　脂身つき　生	0	1014	244	60.1	—	18.8	18.6	86	19.8	(0.5)*	(0.5)	1.7	(0)	—	0.5	—	0.8	45	270	4	20	170	2.5	3.2	0.12	0.0
11002	<畜肉類>いのぶた肉　脂身つき　生	0	1172	283	56.7	—	18.1	23.2	66	24.1	(0.3)*	(0.3)	1.2	(0)	—	0.3	—	0.8	50	280	4	19	150	0.8	1.8	0.06	0.0
11003	<畜肉類>うさぎ　肉　赤肉　生	0	550	131	72.2	18.0	20.5	4.7	63	6.3	(Tr)	(Tr)	4.1*	(0)	—	Tr	—	1.0	35	400	5	27	300	1.3	1.0	0.05	0.
11004	<畜肉類>うし［和牛肉］　かた　脂身つき　生	0	1069	258	58.8	—	17.7	20.6	72	22.3	(0.3)*	(0.3)	2.0	(0)	—	0.3	—	0.9	47	280	4	19	150	0.9	4.9	0.07	0
11005	<畜肉類>うし［和牛肉］　かた　皮下脂肪なし　生	0	993	239	60.7	—	18.3	18.3	71	19.8	(0.3)*	(0.3)	1.8	(0)	—	0.3	—	0.9	48	290	4	19	160	0.8	5.1	0.08	0
11006	<畜肉類>うし［和牛肉］　かた　赤肉　生	0	762	183	66.3	—	20.2	11.2	66	12.2	(0.3)*	(0.3)	1.3	(0)	—	0.3	—	1.0	52	320	4	21	170	2.7	5.7	0.09	0

回復させるためには糖質の十分な摂取が必要である．1日に1～3時間のトレーニングを行っている場合には1日に体重1 kgあたり6～10 gの糖質を摂取する必要があり，90分を超える運動が予定されている場合には2日前から1日に体重1 kgあたり10～12 gの糖質を摂取するのが望ましい．1日に8時間未満の間隔で2回の運動を行う場合には，休憩時間に体重1 kgあたり1時間に1～1.2 gの糖質を摂取すると，グリコーゲンを回復させるのに効果的である(5.1B, 6.1Aも参照)．

通常，ごはんのおよそ32～40%が糖質で，パンの45～50%が糖質である．糖質は筋グリコーゲンの保持・回復だけでなく，脳や赤血球にとっても不可欠なエネルギー源である．小さな子どもから中高年まで運動能力に関係なく，糖質を中心にタンパク質や必須脂肪酸，ビタミン，ミネラルが十分な食事を心がけることが運動・スポーツ栄養学の要となる．

「日本食品標準成分表」には，わが国で常用される食品についてエネルギー量や各栄養素の平均的な成分値が記載されている（表3.1）．それぞれの成分値は可食部100 gあたりの数値で示されている．品種，季節などの環境要因，加熱による損失などの調理方法による変動は反映されていないことを十分に考慮する必要がある．

一方，「日本人の食事摂取基準」ではエネルギーや栄養素について，健康な個人や集団を対象とし，国民の健康の保持・増進，生活習慣病の発症および重症化予防，フレイルの予防を目的として，摂取量の基準を性・年齢階級別に示している．

可食部100g当たり																												備考
無機質				ビタミン																						アルコール	食塩相当量	
				ビタミンA							ビタミンE																	
ヨウ素	セレン	クロム	モリブデン	レチノール	α-カロテン	β-カロテン	β-クリプトキサンチン	β-カロテン当量	レチノール活性当量	ビタミンD	α-トコフェロール	β-トコフェロール	γ-トコフェロール	δ-トコフェロール	ビタミンK	ビタミンB_1	ビタミンB_2	ナイアシン	ナイアシン当量	ビタミンB_6	ビタミンB_{12}	葉酸	パントテン酸	ビオチン	ビタミンC			
(………							μg			………)	(……mg			……)	μg	(………		mg		………)	(…μg	…)	mg	μg	mg	(…g	…)	
0	11	Tr	1	4	—	—	—	Tr	4	0.4	0.5	0	0.1	0	1	0.24	0.29	5.2	(9.0)	0.35	1.7	1	1.02	5.0	1	—	0.1	別名：ぼたん肉
—	—	—	—	11	—	—	—	(0)	11	1.1	0.4	0	Tr	0	3	0.62	0.16	6.2	(9.9)	0.48	0.7	Tr	1.23	—	1	—	0.1	
—	—	—	—	3	—	—	—	Tr	3	0	0.5	0	0	0	1	0.10	0.19	8.5	12.0	0.53	5.6	7	0.74	—	1	—	0.1	試料：家うさぎ
—	—	—	—	Tr	—	—	—	Tr	Tr	0	0.4	0	Tr	0	7	0.08	0.21	4.3	7.3	0.32	1.5	6	1.00	—	1	—	0.1	試料：黒毛和種（去勢）皮下脂肪：4.3%，筋間脂肪：11.0%
—	—	—	—	Tr	—	—	—	Tr	Tr	0	0.4	0	Tr	0	6	0.08	0.22	4.5	7.6	0.33	1.6	6	1.04	—	1	—	0.1	試料：黒毛和種（去勢）筋間脂肪：11.5%
—	—	—	—	0	—	—	—	Tr	0	0	0.3	0	0	0	4	0.09	0.24	4.9	8.3	0.37	1.7	7	1.14	—	1	—	0.1	試料：黒毛和種（去勢）皮下脂肪及び筋間脂肪を除いたもの

表3.2　日本人の食事摂取基準（2020年版）による記載例
推定エネルギー必要量（kcal/日）

性別	男性			女性		
身体活動レベル	Ⅰ	Ⅱ	Ⅲ	Ⅰ	Ⅱ	Ⅲ
0～5（月）	—	550	—	—	500	—
6～8（月）	—	650	—	—	600	—
9～11（月）	—	700	—	—	650	—
1～2（歳）	—	950	—	—	900	—
3～5（歳）	—	1,300	—	—	1,250	—
6～7（歳）	1.350	1,550	1,750	1,250	1,450	1,650
8～9（歳）	1,600	1,850	2,100	1,500	1,700	1,900
10～11（歳）	1,950	2,250	2,500	1,850	2,100	2,350
12～14（歳）	2,300	2,600	2,900	2,150	2,400	2,700
15～17（歳）	2,500	2,800	3,150	2,050	2,300	2,550
18～29（歳）	2,300	2,650	3,050	1,700	2,000	2,300
30～49（歳）	2,300	2,700	3,050	1,750	2,050	2,350
50～64（歳）	2,200	2,600	2,950	1,650	1,950	2,250
65～74（歳）	2,050	2,400	2,750	1,550	1,850	2,100
75以上（歳）	1,800	2,100	—	1,400	1,650	—
妊婦（付加量）						
初期				＋50	＋50	＋50
中期				＋250	＋250	＋250
後期				＋450	＋450	＋450
授乳婦（付加量）				＋350	＋350	＋350

基準値には，摂取不足を回避するための推定平均必要量，推奨量，目安量があり，過剰摂取を防ぐための耐容上限量，生活習慣病の発症予防のための目標量も示されている．日本人の食事摂取基準の記載例として，参考資料として示された推定エネルギー必要量を表3.2に示す．これらの基準値は，標準的な体格の人を基準としているため，傷病者や肥満者，スポーツ選手といった標準から外れる人には個別の対応が必要となる．

日本食品標準成分表や日本人の食事摂取基準は，栄養素をどれくらい（何kcal，g，%など）という単位で示しているのに対し，2005年に厚生労働省と農林水産省の共同で作成された「食事バランスガイド」は何をどれくらい食べるとよいかをサービングサイズ（SV）という単位で示している（図3.1，3.2）．

これらの食品や食事に関する成分および基準（表3.3）が，日々摂取する食事の献立づくりの基礎となる．

3.4節以降では，これらの成分が体内でどのように役立てられているか，代謝という視点から解説する．特に五大栄養素である炭水化物（糖質），脂質，タンパク質（アミノ酸を含む），ビタミン，無機質（ミネラル）の働きと運動・スポーツとのかかわりについて述べる．

図 3.1 食事バランスガイドによる料理の例

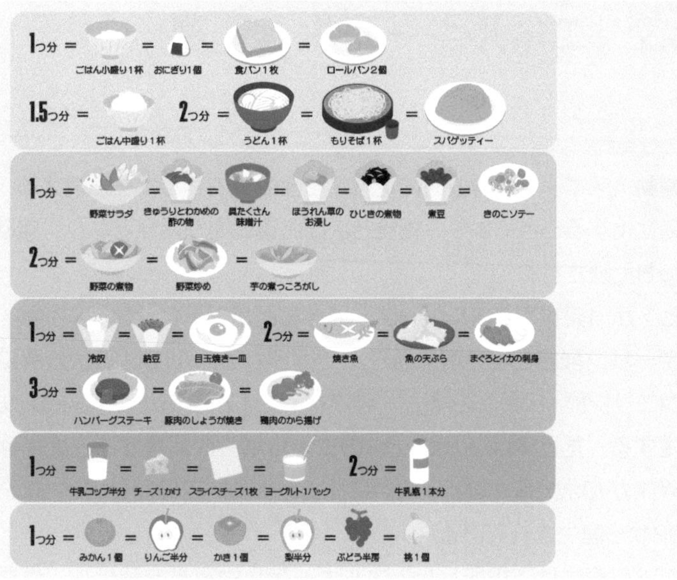

図 3.2 料理の選び方はこのような割合を参考に
［厚生労働省・農林水産省，食事バランスガイドより］

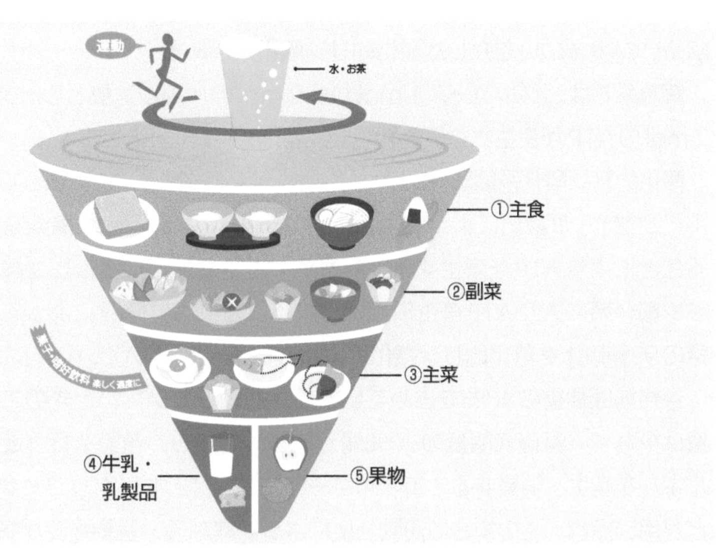

表 3.3 栄養素などの表示
SV：サービング

	内容	表示単位
日本食品標準成分表（文部科学省）	可食部 100 g あたりの栄養成分値	kcal，g など
日本人の食事摂取基準（厚生労働省）	● 健康の維持・増進，摂取不足を回避するための「推定平均必要量」，「推奨量」，「目安量」 ●「耐容上限摂取量」 ●「目標量」	kcal，%，g など
食事バランスガイド（厚生労働省，農林水産省）	1 日に何をどれだけ食べたらよいかの目安	つ（SV）：料理単位

3.2 エネルギー産生と消費

運動・スポーツが習慣的に定着すると消費エネルギーが増える．また身体機能を活性化することにより，糖質および脂質代謝が活発となり，無駄な体脂肪の減少にも反映される．

ヒトが消費するエネルギーは，ほとんどがアデノシン三リン酸（ATP）の高エネルギーリン酸結合を分解することで得られる．ATPは加水分解によってアデノシン二リン酸（ADP）になると，標準状態で1 molあたり7.3 kcalのエネルギーを発生する．たとえば2,200 kcalのエネルギーを消費するときには，約300 molのATPが加水分解される．同時にこのとき体内では同じ量（約300 mol）のATPが，ADPから産生されている．

ATPの産生は，摂取したエネルギー産生栄養素を酸化し，生成された化学エネルギーを利用することで行われる．ヒトのATP産生系には解糖系とクエン酸回路（TCAサイクル）を介した酸化的リン酸化系がある．

解糖系では，グルコース1 molから2 molのピルビン酸と2 molのNADH*と2 molのATPが産生される．

＊NADH：ニコチンアミドアデニンジヌクレオチド（NAD）の還元型

酸化的リン酸化系はミトコンドリア内で行われ，解糖系によって産生されたピルビン酸や，β酸化によって生じたアセチルCoAなどを，酸素を使って酸化することによりATPを産生する．解糖系によって生じたピルビン酸を経て酸化的リン酸化系に入りATP産生に用いられる．ヒトは，呼吸によって吸収される酸素の99%以上を酸化的リン酸化によるATP産生に用いている．

骨格筋は体重の40%を占めているが，運動していないときのエネルギー消費量は少なく，基礎代謝量の20%弱である．しかし，運動を行うと，多くのエネルギーを産生・消費する．エネルギーの産生にはおもにグリコーゲンや脂肪酸などが用いられ，その割合は運動強度によって異なる．運動強度が高い場合には糖質（グリコーゲン）を消費する割合が大きいが，最大酸素摂取量の20～50%強度の運動時には，ほぼ半分の酸素が脂肪酸からのATP産生に使われる．

運動に伴って血中に分泌されるカテコールアミン（アドレナリン，ノルアドレナリン）は，脂肪組織のホルモン感受性リパーゼを活性化し，脂肪組織のトリアシルグリセロールから脂肪酸を動員する．脂肪酸はそのまま筋肉に取り込まれて利用されるか，あるいは肝臓でケトン体に交換されたのちに筋肉に取り込まれることによっても利用される．カテコールアミンに対する脂肪分解反応の感受性は，皮下脂肪よりも内臓脂肪のほうが高いので，持久系運動による減少効果は内臓脂肪のほうが大きい．

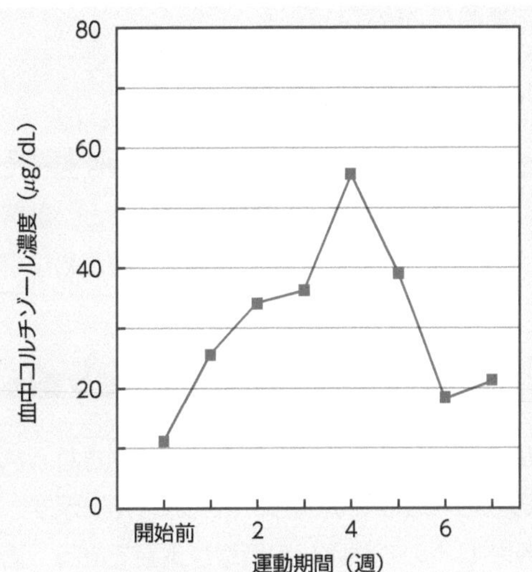

図3.3　継続的運動に伴う安静時血中副腎皮質ホルモン（コルチゾール）濃度の増加と適応
運動は最大酸素摂取量の90%で1日30分/自転車運動を行った.

運動を継続して行うと，安静時の基礎代謝量が上昇し，常に体脂肪の燃焼が高くなるので，運動の効果は，運動時のエネルギー消費量のみではない.

したがって，習慣的に運動を続けることで，エネルギー消費量の増加と体脂肪の減少が起こる.

3.3　運動により変化する体内環境とホルモン

外界からの刺激（運動など）や環境変化に適応するために，神経系と内分泌系の2つの系によって体内環境が一定に維持されている（ホメオスタシス）．また，運動ストレスによる影響は小さくなく，ホメオスタシスを維持するために体内環境の調節が重要となる.

運動をするとストレス反応ときわめて類似した生体応答が見受けられる．ストレスの適応反応だけでなく，運動時の体内調節も視床下部−下垂体−副腎皮質系と交感神経−副腎髄質系の2つの系が不可欠である.

継続的な運動によって血中の副腎皮質ホルモン濃度は増加する．ラットに中強度の運動を負荷すると，開始から4～6週間後に副腎皮質が肥大する．その後も運動を継続した場合は萎縮し，ストレスに弱くなる．図3.3に示したように，ヒトでも最大酸素摂取量の90%で持続的トレーニングを週5回行うと血中副腎皮質ホルモン（コルチゾール）が増加する．また，Kiw H. K.らによる，成人14名に最大酸素摂取量の60%で朝と夕方に持久系運動を行った研究では，夕方の運動によって，血中副腎皮質ホルモンとインターロイキン-6*の上昇が認められた．これが運動による典型的なストレスである．中強度のトレーニングに慣れるために

＊インターロイキン-6：脂肪細胞から分泌され，脂質代謝に関与するアディポサイトカイン．骨格筋の収縮や筋肉内脂肪の利用を促進する．また造血作用においても重要な役割を果たしている.

は4週間以上の適応期間が必要である.

A. ホルモンによる心臓機能の調節

運動中の心臓機能は，ホルモンをはじめとする体液性因子によって調節されている．高強度運動により交感神経系の活動が亢進すると，副腎髄質からアドレナリンやノルアドレナリンが分泌され，運動に適応するために心拍出量を増大させる．

B. 運動時の体液・電解質調節に関連したホルモン変化

運動時の体液調節に関与する脳下垂体後葉より分泌されるバソプレッシンは腎臓の遠位尿細管での水の再吸収を促進し，抗利尿作用を示す．運動時の体温上昇は発汗によって抑制されるので体水分の管理が重要である．適量の水分補給とバソプレッシンの抗利尿作用は，運動による体温上昇と脱水の防止に必要である．激しい運動による発汗は，体水分と電解質としてのナトリウムの損失を増大させ運動能力を低下させる．塩分の補給だけでなく，運動により増加するアルドステロンの分泌は腎臓の尿細管でのナトリウム再吸収を促進し，体内の電解質調節に寄与している．

C. 運動とインスリン

インスリンはグリコーゲン合成および解糖系·クエン酸回路の代謝を亢進して，グルコース利用を高める．そのため，必然的に糖新生は抑制される．その結果，インスリンによって筋肉および肝臓のグリコーゲン合成は促進し，脂肪組織では，余分な糖質が脂肪合成に利用される．

運動によって増加するカテコールアミン（アドレナリン，ノルアドレナリン）はインスリン分泌を抑制する．運動によってインスリン分泌が減少しても，筋肉のグルコース取り込み量は決して低下しない．これは，筋肉細胞のインスリン感受性の増加や筋収縮そのものがインスリンを介さなくともグルコースを取り込む働きが促進されるためである．

活発な身体活動は2型糖尿病*のリスクを低減させる．たとえば，週に1回の活発な身体活動だけでも，そのリスクを35%も低下させるという報告がある．また，運動が2型糖尿病患者の空腹時血糖や糖化ヘモグロビン濃度を低下させ，糖負荷試験の成績も著しく改善させることが報告されている．この理由は，運動によるインスリン感受性の亢進によって起こり，インスリンによるグルコース輸送担体（GLUT4）の細胞膜へのトランスロケーションやGLUT4の増加，筋量の増加，筋中毛細血管の増加による血流量増加などによると考えられている．運動不足の人の筋細胞では，インスリン感受性の低下がみられる．

＊2型糖尿病：インスリン分泌低下とインスリン感受性低下によるもの．

表 3.4　骨格筋におけるタンパク質代謝に関与するホルモンと摂食

ホルモン		タンパク質合成	タンパク質分解
インスリン		↑	↓
成長ホルモン		↑↑	—
甲状腺ホルモン		↑	↑
副腎皮質ホルモン	低濃度	↓	—
	高濃度	↓	↑
絶食時		↓	↑

D.　運動時の脂肪動員におけるホルモンの役割

運動時の血中カテコールアミン濃度と脂肪動員（血中遊離脂肪酸の増大）は必ずしも平行しない．運動強度の増加に伴って血中カテコールアミン濃度は上昇するが，脂肪動員は運動強度25% $\dot{V}O_2max$で最も大きく，強度が高くなると減少する．低強度の運動でも運動時間が長くなると血中カテコールアミン濃度は増加する．

E.　骨格筋におけるタンパク質代謝に関与するホルモン

成長ホルモン，甲状腺ホルモンや性ホルモンは骨格筋の筋線維を肥大・萎縮させたり，筋線維のタイプ移行をひき起こす．筋肉のタンパク質合成と分解に関与するホルモンを表3.4にまとめた．

成長ホルモンは空腹による低血糖，タンパク質食，強度の高い運動，睡眠により分泌が増加する．成長ホルモンの分泌は血中副腎皮質ホルモン濃度の高い朝に運動をすると分泌応答が小さくなり，血中副腎皮質ホルモン濃度の低い夕方に運動すると増加することが知られている（図2.2参照）．

1）トレーニングの質や量に見合った食事を実践し，次の競技の開始までに疲労回復をしておく．
2）筋肉活動のおもなエネルギー源である糖質を中心に適度なタンパク質とビタミン，ミネラルをバランスよく摂取する．
3）骨格筋は体重の40％を占めているが，運動をしていないときのエネルギー消費量は少なく，基礎代謝量の20％弱である．
4）運動強度の高い場合はほとんど糖質を消費し，運動強度の低い場合は脂肪と糖質の両方を消費している．
5）習慣的に運動を継続することは，エネルギー消費量の増加，体脂肪の減少に効果的である．
6）運動によってインスリン分泌が減少しても，筋肉のグルコース取り込みは低下しない．
7）運動不足の筋細胞は，インスリン感受性が低下している．
8）成長ホルモンは筋肉のタンパク質合成を促進し，分解を抑制する．
9）成長ホルモンは血中副腎皮質ホルモン濃度の低い夕方に運動すると増加する．

3.4 糖質の役割

A. 有効なエネルギー源である糖質

運動・スポーツ栄養学における糖質の役割は，効率のよいエネルギー源として利用されることである．運動強度が大きくなればなるほど，酸素が不足していても利用される糖質からのエネルギーの比率は高くなる．高強度の運動ではほとんど糖質がエネルギー源として利用される．食物中の糖質は体内で燃焼されると1 gあたり4 kcalのエネルギーが生成される．

体内に吸収される糖質の大部分はグルコースである．ショ糖（スクロース）や乳糖（ラクトース）を摂取した場合には，フルクトースやガラクトースも吸収される．単糖類は門脈を経て肝臓に運ばれ，すべてグルコースに変換される．グルコースの一部は肝臓でグリコーゲンに合成されるが，ほとんどがそのまま血液中（肝静脈）に放出される．

筋肉は血液中のグルコースを取り込み，グリコーゲンに合成して貯蔵する．また，脳・神経系は糖質を唯一のエネルギー源として利用している．血糖値の低下は運動・スポーツだけでなく精神集中にもよい影響を与えない．

血液中のグルコース濃度（血糖値）は食後の経過時間などによって多少変動するが，極めて狭い範囲内で一定（ほぼ100 mg/dL）に保たれている．血糖値が130 mg/dLを超えると，肝臓あるいは筋肉においてグリコーゲンとして蓄えられる．血糖値が空腹時レベル（70 mg/dL以下）に低下すると，筋肉グリコーゲン量は枯渇し，疲労が起こる．肝臓以外の臓器はケトン体からもエネルギーを得ているが，心臓や筋肉はグルコース以外に脂肪酸やアミノ酸からもエネルギーを得ており，糖質に対する依存度は脳ほど大きくない．しかし，運動時には筋肉における糖質の利用度は高い．

炭水化物と糖質の違い

植物は太陽光線のエネルギーを利用して，二酸化炭素と水から炭水化物を合成し，酸素を放出する．炭水化物は，生きていくために必要なエネルギー源である糖質（グルコース，デンプン，グリコーゲンなど）と，ほとんどエネルギーとして利用されない食物繊維（セルロース，ペクチンなど）に大別される．食物繊維は腸内細菌によって一部分解され，エネルギー源になる．

B. 運動時における糖質代謝

a. グルコースの代謝

グルコースは解糖系，クエン酸回路（TCAサイクル）で分解・酸化されることによってエネルギー（ATP）を効率よく生成する（図3.4）．解糖系は酸素がない状態（無酸素運動）でも進行する．一方，クエン酸回路は細胞内の小器官であるミトコンドリア内で行われる酸化過程であり，酸素を必要とする（有酸素運動）一連の化学反応である．

糖質の代謝は運動により促進される．トレーニング効果も糖質の利用によって高められる．表3.5に示したように糖質代謝の主要な組織は筋肉と肝臓である．

(1) 解糖：グルコース利用の主たる経路　グルコースが運動によって利用され，ピルビン酸あるいは乳酸を生成するまでの過程を解糖という．解糖系は酸素が存在しない無酸素状態でもATPをつくり出すことができる．このことによって，骨格筋は酸素の供給が間に合わないときでも活動することができ，速筋線維や赤血球は無酸素的な環境下でも解糖系を進行させることができる．しかし，心筋は好気的な活動に適していて，比較的解糖能力が弱く，虚血状態（酸素で飽和された赤血球の流れが悪くなった状態）では活動することが難しい．

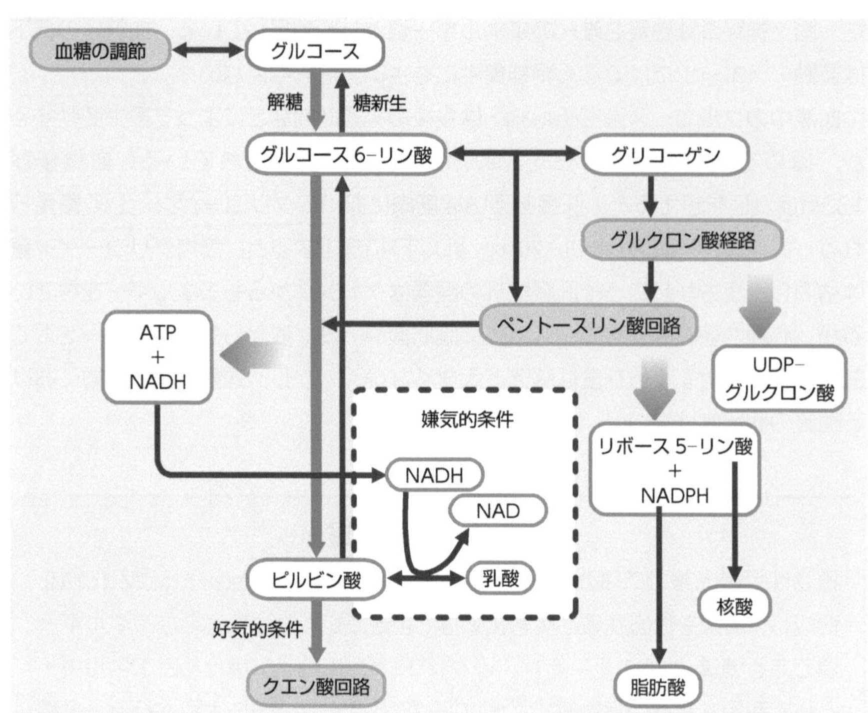

図 3.4　グルコースの代謝
UDP：ウリジンニリン酸，NAD：ニコチンアミドアデニンジヌクレオチド，NADH：NAD の還元型，NADPH：ニコチンアミドアデニンジヌクレオチドリン酸

表 3.5　いろいろな臓器の糖質代謝

	肝臓	筋肉	脳	赤血球	脂肪組織	腎臓
解糖系	○	○	○	○	○	○
ペントースリン酸回路	○	×	×	○	○	×
糖新生	○	×	×	×	×	○
クエン酸回路	○	○	○	×	×	○
グリコーゲン代謝	○	○	×	×	×	×

(2) クエン酸回路：グルコースの中間代謝産物（ピルビン酸）を完全に燃焼させて効率よくATPを生成　ピルビン酸は酸素が存在すると，ミトコンドリア内に運ばれてアセチルCoAとなり，アセチルCoAはオキサロ酢酸と結合してクエン酸を生成する．クエン酸はクエン酸回路でエネルギーを生成し，再びオキサロ酢酸となる．この過程でアセチルCoAは完全に酸化され，多くのエネルギーが発生する．1分子のピルビン酸がアセチルCoAを経てクエン酸回路で完全に酸化されると，15分子のATPが生成される．その結果として，酸素が十分に存在する好気的条件下で1分子のグルコースが解糖系とクエン酸回路（およびそれに続く電子伝達系）によって二酸化炭素と水に完全分解すると，骨格筋では36（心筋では38）分子のATPが産生する計算になる．これは，骨格筋では嫌気的条件でのATP産生（2分子）の18倍（心筋では19倍）になる．

(3) 糖新生：糖質以外の物質から必要なグルコースに再生するメカニズム　糖

新生は運動が続き体内で糖質が不足すると，グリセロール，乳酸，アミノ酸など糖質以外の物質からグルコースを合成する経路である．糖新生は肝臓と腎臓で行われ，おおむね解糖の逆経路による．

瞬発的な運動時は，体内に酸素が不十分である．そのため，グルコースやグリコーゲンが無酸素系のエネルギー代謝で分解されて乳酸を生成する．肝臓での糖新生のおもな原料の1つは，骨格筋や赤血球の解糖系によって生成する乳酸である．すなわち，急激な運動時の筋肉や，ミトコンドリアをもたない赤血球では，解糖系で生じたピルビン酸はクエン酸回路で利用されずに乳酸になる．

体内で発生した乳酸は血流を介して肝臓へ運ばれ，糖新生系でグルコースに再合成される．そのグルコースは，再び血流に乗って筋肉や赤血球へ戻り再利用される．これをグルコース・乳酸サイクル（コリ回路）という（図3.5）．糖新生を調節する主要な酵素であるホスホエノールピルビン酸カルボキシキナーゼやピルビン酸カルボキシラーゼの活性もトレーニングによって上昇することが明らかにされている．

乳酸の処理能力は，継続的なトレーニングによって高まる．トレーニングは，筋肉のミトコンドリアを増加させるとともに好気的解糖を高めることで，乳酸を除去しやすくなる．

図3.5　グルコース・乳酸サイクル（コリ回路）

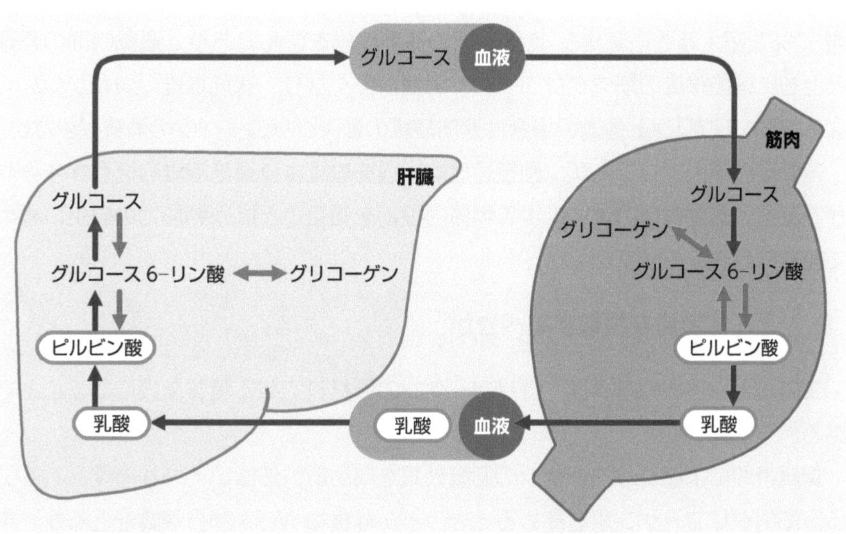

運動中の糖質摂取はなぜ大切か？

運動中のグリコーゲン補給のための糖質としては，フルクトース（果糖）が注目されている．グルコースはグリコーゲン回復には効果的であるが，運動時に促進される脂肪酸の利用を阻害する．一方，フルクトースは脂肪酸の利用を阻害せずグリコーゲンを回復させる．運動中および運動直前のフルクトース摂取は持久力へ大きな影響を与える可能性がある．

C.　運動種目の違いによる糖質の役割

運動中のエネルギー源となる糖質は，運動種目が異なった場合でも重要な栄養素である．運動強度によるグリコーゲン消費量の差は，運動時の筋肉の働きが違うからである（図3.6）．

筋肉には持続的にゆっくりと収縮する遅筋線維（赤筋）と，急激な収縮を行う速筋線維（白筋）がある（表3.6）．直立姿勢を保つ姿勢筋は，長時間働いていることが必要なため，速筋線維より遅筋線維の割合が多い．ほかの筋肉の多くは遅筋線維と速筋線維が混在しており，多くの人ではほぼ半々である．動員される筋線維のタイプは運動種目によって異なり，糖質の代謝能力も違ってくる．遅筋線維は，有酸素エネルギー代謝が中心的に働くので，基礎代謝が高く，持久系運動のマラソンや長距離水泳の選手の筋肉に多く含まれる．一方，速筋線維は，無酸素エネルギー代謝の解糖能力が高く，柔道や相撲のような瞬発系運動選手の筋肉に多く含まれる．

長距離走30 kmとスプリント運動（全力でのサイクリング）に利用される2種類の筋線維におけるグリコーゲンの消費割合を図3.7に示す．マラソン選手の筋肉は約60%を超える遅筋線維と40%以下の速筋線維を含んでおり，運動時間の経過とともに遅筋線維の筋肉グリコーゲン消費が多くなり，速筋線維の消費が少なくなる. 逆にスプリント運動の場合は遅筋線維の筋肉グリコーゲンの消費が少ない.

運動後の筋肉グリコーゲン回復速度は，遅筋線維より速筋線維のほうがすみやかである．運動種目の違いによる糖質の役割を知ることは運動能力の向上に極めて重要な意味をもっている．

D.　どんな糖質を摂取するべきか

エネルギー摂取の基本は，グリコーゲンの原材料である糖質を摂取することである．

糖質摂取によるグリコーゲンの回復効果を高める方法はいくつか考えられている．筋肉グリコーゲン量を高めるとき，どんな食物（食品）から糖質をとるか，ま

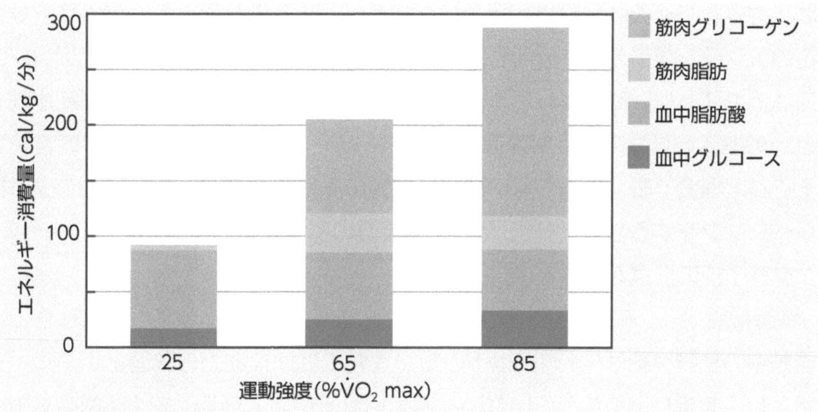

図 3.6　運動強度と運動中のエネルギー源
[J. A. Romijn *et al.*, *Am. J. Physiol.*, 265, E380–E391 (1993) より]

表 3.6　骨格筋線維タイプの特徴

	遅筋線維(赤筋)	速筋線維(白筋)
収縮速度	遅	速
解糖系酵素活性	低	高
酸化系酵素活性	高	低
毛細血管密度	高	低
ミオグロビン含有量	高	低
グリコーゲン含有量	低	高
疲労	遅	速
グリコーゲン濃度	高	低

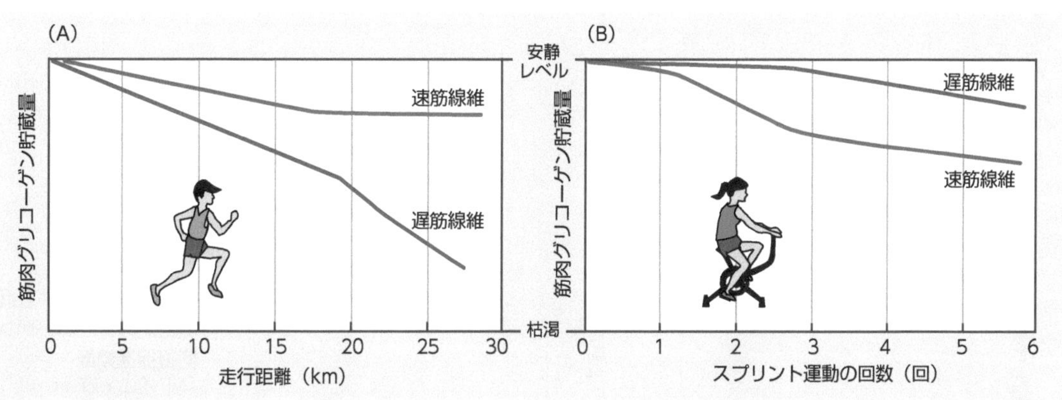

図 3.7　運動強度と筋線維タイプのグリコーゲン消耗
[D. L. Costill *et al.*, *Acta Physiol Scand.*, 89 (3), 374–383 (1973) より]

た食事の回数や食べるタイミングなどは，まだ十分わかっていない．

a.　糖質の種類

植物性の食物のほうが糖質含有量は高いが，食物の種類によりさまざまである．植物の糖質はデンプンという多糖類形で蓄えられている．多糖類であるデンプンは，主食であるごはんやめん類，パンなどに多く含まれており，デキストリンはこのデンプンが部分的に分解したもので，消化・吸収も容易である．デンプンまたはデキストリンを摂取して運動後の肝臓と筋肉のグリコーゲン回復を比較すると，デキストリンのほうが効果が高い（図3.8）．早朝トレーニングで朝食を食べそこねた場合でも，午前の早い時刻に糖質の多い軽食を食べるとよい．夕方にトレーニングをするなら，午後3時ごろに糖質の多い簡単な食べ物をとり，トレーニング終了後に夕食をとるとよい．

b．糖質補給

運動中の糖質補給は，1時間以下の短い運動では競技能力の改善とエネルギー補給としてあまり役にたっていないと考えられている．最近，約1時間の高強度の運動（80～90% $\dot{V}O_2max$）中に糖質を摂取すると競技能力が改善されることが明らかにされている．つまり，運動初期のエネルギーは，ほとんどが筋肉グリコーゲンに依存している．運動が進行するにつれて筋肉グリコーゲンは減少する．糖質を摂取しないと，運動中の後半に血糖が低下し，肝臓からのグルコースの放出・供給が減少する．糖質を摂取しなければ血糖が低下し，疲労の原因になる．どれくらいの糖質をとるかは容易でない．糖質は少なくとも食事中の総エネルギーの半分になるべきである．

暑熱環境下での持久系運動では，脱水，熱中症に陥らないために，水分補給を優先とする．水分の吸収を促進する糖質濃度は4～8%とされている．

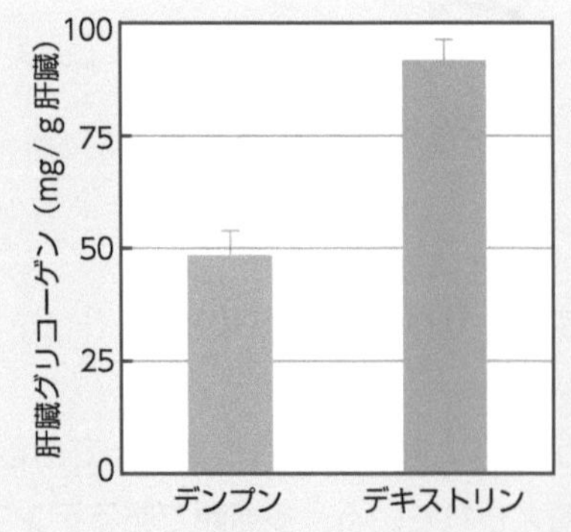

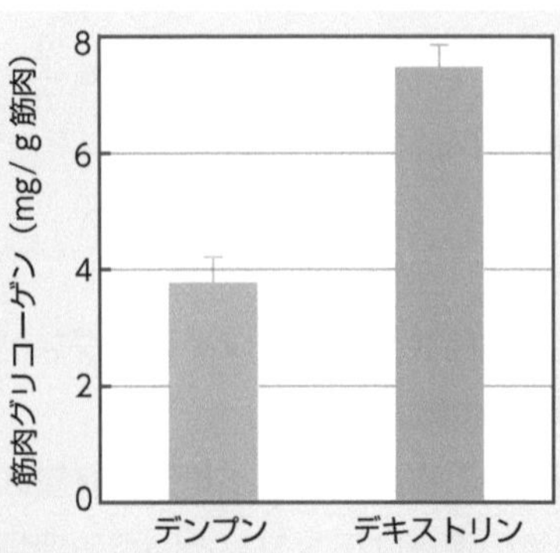

図3.8　糖質による肝臓と筋肉グリコーゲン回復促進効果
［M. Suzuki *et al.*, *J. Nutr. Sci. Vitaminol.*, 30(5), 453-466 (1984) より］

食物繊維による常習性便秘症の改善効果

発汗の多い選手は，常習性便秘症に悩まされている．常習性便秘症とは，機能性便秘ともいい，長期にわたって続く大腸の機能異常に基づく慢性便秘である．大きく分類すると，女性に多い結腸性便秘，高齢者や出産後の女性に多い直腸性便秘，ストレスや自律神経の乱れから起こる痙攣性便秘に分けられる．常習性便秘の改善には食物繊維の摂取が重要であり，食物繊維の摂取量を簡単に知る方法として，食物繊維指数を用いるとよい．表のように高い指数ほど低エネルギーで食物繊維の多い食品である．特にウエイトコントロールの必要な運動選手には食物繊維指数の高い食品が効果的である．

食品の食物繊維指数（＊可食部 100 g あたり）［文部科学省，日本食品標準成分表 2020 年版より］

食品名	エネルギー（kcal）*	食物繊維（g）*	食物繊維指数
うどん（ゆで）	95	1.3	1.4
そば（ゆで）	130	2.9	2.2
精白米（ごはん）	156	1.5	1.0
食パン	248	4.2	1.7
ホウレンソウ	23	3.6	15.7
ゴボウ	50	6.1	12.2
サツマイモ	129	3.8	2.9
バナナ	93	1.1	1.2
リンゴ	53	1.4	2.6
シイタケ（ゆで）	22	4.4	20.0

注：食物繊維指数とは食品の 100 kcal あたりに含まれる食物繊維量（g）である．

E. 競技能力の向上と糖質

運動前後に何を食べるかは競技成績に深くかかわってくる．特に糖質の摂取が不足すると，運動開始時点での貯蔵グリコーゲン量が減少する．運動中のエネルギー利用量が制限されるので，競技能力も低下する．また運動中の糖質摂取は疲労の開始時間を遅延させ，運動後に生じる筋肉タンパク質分解の抑制だけでなく筋肉グリコーゲンの再合成を促す．選手は，筋肉の主成分であるタンパク質を重視しがちであるが，競技能力（パフォーマンス）の向上には，運動強度や時間を考慮した糖質の摂取が重要である．

a. グリコーゲンローディング

1.5～2時間以上継続するマラソンやトライアスロンなどの運動種目は，トレーニングと食生活を組み合わせて競技開始時に最大のグリコーゲン貯蔵量を確保す

貯蔵部位	組織重量(kg)	食事		
		混合食(g)	高糖質食(g)	低糖質食(g)
肝臓	1.2	40～50	70～90	0～20
筋肉	32	350	600	300

表 3.7 肝臓と筋肉におけるグリコーゲンの貯蔵部位と貯蔵量（体重 70 kg の男性）
[Saltin *et al.*, (1988) より]

る．グリコーゲン貯蔵量を高める方法の1つとしてグリコーゲンローディングがある．

トレーニングと低糖質の食事によってあらかじめ筋肉や肝臓のグリコーゲンを枯渇させ，グリコーゲン合成酵素の活性を高めておくと，その後糖質を多く摂取することでグリコーゲンの合成が増大する．しかし，この方法は多くの選手にとって負担が大きく，グルコース代謝に障害をひき起こすこともある．

この点を改良し現在主流になっている方法では，競技1週間前からしだいにトレーニング量を減らす．この期間中にエネルギーの60～70%を糖質で摂取する．

筋肉グリコーゲン量は，糖質をエネルギーにして70%以上含むような高糖質食で増加し，逆に脂肪とタンパク質が多い低糖質食で低下する（表3.7）．

b. 糖質摂取のタイミング

糖質が不足した状態で競技にのぞむと，エネルギー源がすぐに底をつき身体はすぐに疲れる．なんとか気力で動くことができたとしても，敵味方の動きを読む判断力や集中力が鈍り，凡ミスを繰り返すことになる．

(1) 運動前　運動前の高糖質食の摂取は長時間運動において有益である．グリコーゲンローディングに加えて，運動前の糖質を含む食事摂取は，競技能力を高める．また運動中の水分確保のためにあらかじめ胃を空にしておく必要があるので，運動開始の3～4時間前に高糖質食を食べ終わり，1，2時間前にビタミンやミネラル補給の目的も考慮してドリンクなどによって水分補給をしておくことも必要である．

(2) 運動中　血糖値の低下は疲労困憊の原因になる．運動中の糖質補給は疲労を軽減する．糖質の補給により運動中の筋肉は血糖由来のグルコースを利用し，運動後半のエネルギー基質とする．

簡単に糖質を摂取する方法は，糖質を含むドリンクを飲用することである．糖質の補給は競技能力の向上に効果があり，疲労開始時間を遅延させる．

運動経験の少ない人において，1時間を超える競技では，運動中のスポーツ飲料による糖質補給は疲労回復と持久力アップの効果がある．しかし一度に大量の糖質を摂取することは，血中インスリンレベルが高くなることで一過性の低血糖をきたし，競技能力を損なう恐れがある．また，インスリンの作用で脂肪の利用がおさえられ，エネルギー源として貯蔵グリコーゲンに頼らざるをえなくなるため逆に疲労困憊しやすくなる．

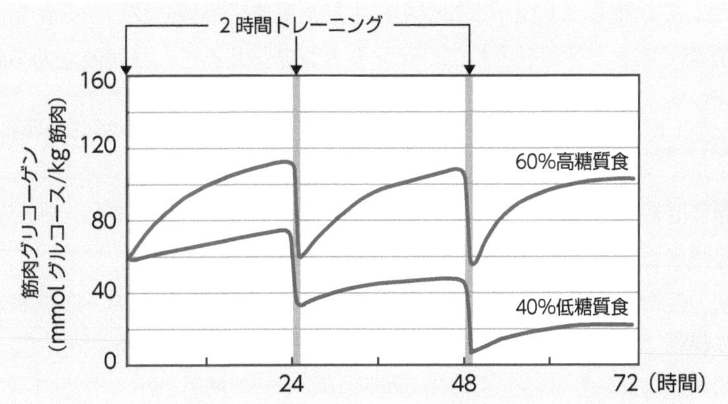

図 3.9　高糖質食が筋肉グリコーゲン量を回復させる
[D. L. Costill and J. M. Miller, *Int. J. Sports Med.*, 1, 2–14 (1980) より]

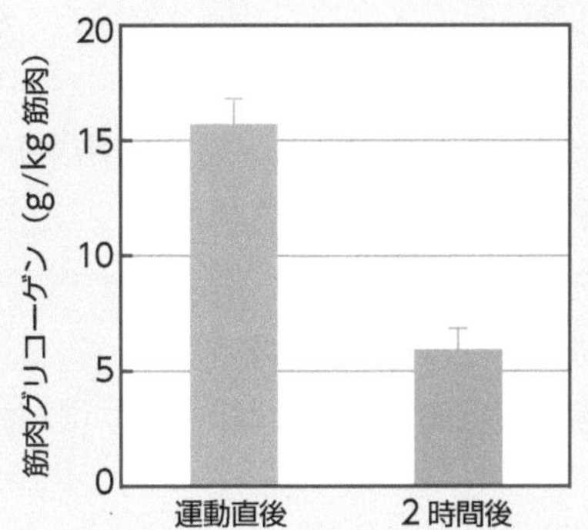

図 3.10　筋肉グリコーゲン回復と糖質の摂取タイミング
[J. L. Ivy *et al.*, *J. Appl. Physiol.*, 64, 1480–1485 (1988) より改変]

運動中の糖質補給は，運動種目，競技時間，経過時間，体調などによってその都度摂取するタイミングを考慮しなければならない．

(3)運動後　運動後に，消費されたグリコーゲンを回復させることは選手にとって重要であり，高糖質食が有効である．スタミナが低下したから焼肉を食べるというのは低糖質・高タンパク質をとることになるので逆効果である．ハードなトレーニング期間中に糖質の少ない食事をとっていると，筋肉グリコーゲンは消耗してしまう．筋肉グリコーゲン量が低下した状態でトレーニングしても効果は上がらず，むしろ運動障害のリスクを高めることになる．トレーニングが終わったら，できるかぎり早く，糖質の十分な食事を摂取することである．枯渇した筋肉グリコーゲンの再合成はトレーニング後の1時間付近が最大である．図3.9より，40%の糖質食では筋肉グリコーゲンは翌日まで回復せず，3日目ではトレーニングの途中で疲労困憊するため，摂取エネルギーの60%程度を糖質から摂取するのが望ましい．糖質エネルギー比が60%以上の高糖質食の摂取は，筋肉グリコーゲン量を24時間以内にもとのレベルまで到達させる．

また運動直後に摂取したほうが2時間後に摂取するよりも，筋肉グリコーゲンの回復がすみやかで(図3.10)，筋肉タンパク質の分解が減少する．

食事そして休養も，トレーニング中に生じた筋肉の損傷やグリコーゲン補充の重要な要素である．休養をとりコンディションを整えることが競技能力の向上につながる．

1）糖質は運動・スポーツに不可欠なエネルギー源である．運動強度が高くなればなるほど糖質の必要性は高くなる．
2）脳・神経系はエネルギー源として糖質の利用が重要なため，血糖値の低下は運動・スポーツだけでなく精神集中にもマイナスである．
3）瞬発的な運動をすると，体内の酸素が不十分であるため，グルコースとグリコーゲンは無酸素系の糖質代謝で乳酸になる．
4）体内で発生した乳酸は血流を介して肝臓へ運ばれ，糖新生系でグルコースに再合成される．
5）有酸素エネルギー代謝の遅筋線維は，基礎代謝が高く，持久系運動のマラソンや長距離水泳選手の筋肉に多く含まれる．
6）無酸素エネルギー代謝の速筋線維は，解糖能力が高く，短距離走や柔道のような瞬発系運動選手の筋肉に多く含まれる．
7）約1時間の高強度運動（80～90% $\dot{V}O_2max$）中に糖質を摂取すると競技能力が改善される．
8）トレーニングによってグリコーゲン合成酵素の活性を高めておき，そのあと糖質を大量摂取すると筋肉や肝臓のグリコーゲン合成が増大する．
9）運動前の糖質の多い食事は，競技能力を高めることができる．
10）血糖値の低下は疲労困憊の原因になる．運動中の糖質補給は疲労を軽減できる．
11）運動後消費されたグリコーゲンを回復させることは選手にとって重要であり，運動直後の高糖質食が有効である．

3.5 脂質の役割

脂質は，水に溶けず，エーテルやクロロホルムなどの有機溶媒に溶ける脂溶性物質をいう．生体や食物の脂質にはトリアシルグリセロール（トリグリセリド，中性脂肪）やリン脂質，糖脂質，ステロール類などが含まれる．

トリアシルグリセロールは，一般に「脂肪」と呼ばれているもので，食物中の脂質の9割以上を占めており，1 gあたり約9 kcalのエネルギーを産生する高エネルギー源である．トリアシルグリセロールの構造は，1分子のグリセロールに脂肪酸3分子がエステル結合し，皮下や腹腔などに貯蔵エネルギー源として蓄えられる．しかも，熱伝導性が低く，弾力性があるので，臓器の保護や体温保持の働きをしている．植物の種子などにトリアシルグリセロールが含まれ，これを精製したものが植物油(オリーブ油，大豆油，コーン油，ごま油など)として食用されている．

トリアシルグリセロールを構成している脂肪酸にはいろいろな種類があり，トリアシルグリセロールの性質はどのような脂肪酸で構成されているかによって異なる(表3.8)．

パルミチン酸やステアリン酸は飽和脂肪酸であり常温で固体である．豚脂や牛脂，バターに多く含まれる．

二重結合が1個の一価不飽和脂肪酸であるオレイン酸は酸化されにくい性質があり，オリーブ油に多い脂肪酸である．

多価不飽和脂肪酸には，リノール酸，α-リノレン酸やアラキドン酸などの必須脂肪酸が含まれている．n-3系の多価不飽和脂肪酸には，α-リノレン酸やイコサペンタエン酸(IPA)*，ドコサヘキサエン酸(DHA)がある．いずれの多価不飽和脂肪酸も非常に酸化されやすいため，酸化を防ぐビタミンEやビタミンCおよびβ-カロテンなどの抗酸化性物質を同時に摂取するとよい．

*イコサペンタエン酸(IPA)：以前はエイコサペンタエン酸(EPA)と呼ばれていた．

コレステロールは，エネルギー源にはならないが，性ホルモンや副腎皮質ホルモン，胆汁酸，ビタミンDの合成材料であり，必要量の約8割が体内で合成されている(12～13 mg/kg体重/日)．食事から摂取するコレステロールが多い場合は，肝臓での合成量が減少するような調節機構が働く．

天然に存在する脂肪酸のほとんどはシス型である．しかし，工業的に水素添加を行い液状油を固形油に変えるときに，副産物としてトランス型脂肪酸が生じる．トランス型脂肪酸を含む油脂を習慣的に多く摂取すると冠動脈疾患のリスクが高くなるとの報告がある．

脂質摂取量の基準としては，日本人の食事摂取基準(2020年版)では，目標量と

表3.8　脂肪酸の分類とおもな食品

脂肪酸の分類	系列	脂肪酸の種類	おもに含まれる食品
飽和脂肪酸		パルミチン酸，ステアリン酸，ミリスチン酸，ラウリン酸	豚肉，牛肉，鶏肉，豚脂，牛脂，バター
一価不飽和脂肪酸	n-9系列	オレイン酸	オリーブ油
多価不飽和脂肪酸	n-6系列	リノール酸*1	サフラワー(紅花)油，ヒマワリ油，コーン油
		アラキドン酸*1	豚肉*2，牛肉*2，鶏肉*2
	n-3系列	α-リノレン酸*1	シソ油，エゴマ油
		IPA，DHA	魚油

*1　必須脂肪酸．
*2　一般的には不飽和脂肪酸は少ないが，その中ではアラキドン酸が比較的多く含まれる．

して脂質の総エネルギー摂取量に占める割合（脂肪エネルギー比率，%エネルギー）が示されている．脂肪エネルギー比率は，男女ともに1歳以上の者は20%以上30%未満である．運動種目や各個人の体重，身体組成を指標にしながら脂肪エネルギー比率20～30%の範囲で脂質摂取量を設定する．

摂取する脂質の種類は，食事摂取基準に示された目標量や目安量にしたがって飽和脂肪酸，一価不飽和脂肪酸，n-6系脂肪酸，n-3系脂肪酸およびコレステロールの摂取量バランスを考慮して設定する．

A. 高エネルギー源である脂肪

脂質の中で，脂肪はおもにエネルギー源となる．トリアシルグリセロールは加水分解されて，3個の脂肪酸と1個のグリセロールになる．グリセロールは解糖系に入り，脂肪酸はβ酸化を経てクエン酸回路，電子伝達系，酸化的リン酸化により大量のATPを産生する（図3.11）．β酸化は肝臓，筋肉，腎臓などのミトコンドリアで進む反応であり，ビタミンB_2，ナイアシン，パントテン酸などのビタミンB群が補酵素として関与している．

食物中の脂肪は消化速度が遅く，またリンパ管を経由して血中に移動することから，短時間でのエネルギー補給には適さないが，脂肪1 gあたり約9 kcalのコンパクトな高エネルギー源である．

運動する人はトレーニングにおいて大量のエネルギー摂取が必要となる．このような場合に上手に食用油脂や脂肪の多い食品を利用すると食物摂取量を少なくできる．体脂肪は皮下，腹腔，骨格筋，血管の周囲，乳腺付近などの脂肪組織に蓄積し，グリコーゲンとは異なり，際限なく蓄積される．一般的には，健康な成人の体重あたりの脂肪量（体脂肪率）は男性で約15%，女性で約25%である．

運動選手の体脂肪率はこれよりも低く，運動種目によっても違うが，男性で約

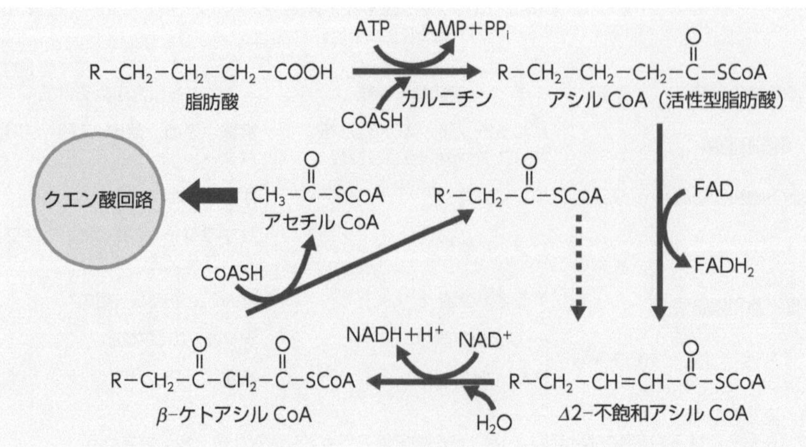

図3.11　脂肪酸のβ酸化
R：側鎖，AMP：アデノシン一リン酸，PPi：ピロリン酸，CoASH：コエンザイムA，FAD：フラビンアデニンジヌクレオチド，$FADH_2$：還元型FAD

10%，女性で約15%である．体重60 kgの女性では9 kgの体脂肪量をもっており，この量は，体脂肪1gあたり9 kcalで計算すると81,000 kcalに相当し，1日2,350 kcalを消費したとしても約34日分にもなる．

このことから，選手の食生活では増大したエネルギー供給のために脂肪の摂取量が必然的に多くなるが，競技能力に影響する体脂肪を必要以上にためないことが求められる．一方，生理機能を維持するのに必要な体脂肪率の最小値は男性で3%，女性は12%であるため，体脂肪を減らしすぎないことも大切である．

B. 運動時における脂質代謝

脂肪細胞のトリアシルグリセロールは，ホルモン感受性リパーゼ[*1]の作用で分解され遊離脂肪酸となり，アルブミンと結合して血中を移動し，筋細胞に取り込まれる．細胞内で脂肪酸はアシルCoAになる．アシルCoAはミトコンドリアに移行し，カルニチン[*2]と結合してアシルカルニチンとなり，ミトコンドリア内膜を通過する．ミトコンドリア内部に入ったアシルカルニチンは再度アシルCoAに変換され，β酸化により代謝されてアセチルCoAになり，クエン酸回路に合流する．β酸化とクエン酸回路で発生した$FADH_2$，NADHは電子伝達系，酸化的リン酸化により大量のATPを産生する．このようにして脂肪酸はATPを産生し，二酸化炭素と水になる．

運動によりアドレナリンが分泌されると，脂肪細胞ではホルモン感受性リパーゼが活性化され，脂肪の分解が促進され，遊離脂肪酸の血中濃度が上昇し，筋肉への脂肪酸の供給が増大する．また，筋組織の毛細血管壁に存在するLPL（リポタンパク質リパーゼ）が活性化され，キロミクロンやVLDL（超低密度リポタンパク質）などに含まれるトリアシルグリセロールの分解が促進され，遊離した脂肪酸が筋細胞に取り込まれる．

*1 ホルモン感受性リパーゼ：脂肪細胞に存在するトリアシルグリセロールを加水分解するリパーゼである．このリパーゼは，カテコールアミン，成長ホルモン，グルガコン，副腎皮質ホルモン（グルココルチコイド）で活性化され，インスリンによって抑制される．

*2 カルニチン：ミトコンドリアの脂肪酸の透過とβ酸化に関与する．欠乏すると筋細胞に脂肪の蓄積が起こる．

a. 運動強度の違いによる糖質と脂肪の利用割合の変化

安静時にはエネルギー消費量は少ないが，消費エネルギーに占める脂肪の割合は高い．運動強度が最大酸素摂取量（$\dot{V}O_2max$）の60%程度までの運動では運動強度の増大に伴いエネルギー消費量も増大するが，脂肪と糖質が約半々に利用されている．しかし，それ以上の運動強度では速筋線維の利用が急速に高まり，酸素の供給が十分でなくてもエネルギーを産生できる糖質の利用割合が急激に上昇し，最大運動強度に近い運動ではほとんど糖質に依存するようになる（図3.12）．

b. 運動時間の経過による利用エネルギー源の変化

中強度以下の運動では，運動の初期には筋肉グリコーゲンがおもに利用され，そのあとに血糖や脂肪酸の利用が増加し，運動が1～2時間を過ぎると肝臓グリコーゲンも枯渇するため，脂肪酸の利用が高まる（図3.13）．

最大酸素摂取量の65%程度の運動時には，運動の開始15分では，糖質の利用

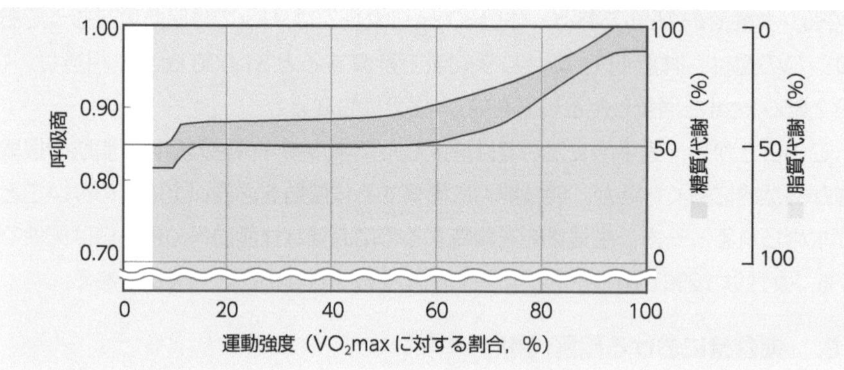

図 3.12　運動強度と糖質と脂質の燃焼の割合
呼吸商とは体内で発生した二酸化炭素量と消費した酸素量との比である．通常モル比または容積比から計算する．炭水化物が酸化されると 1.0，タンパク質の場合は 0.8，脂肪は 0.7 となり，呼吸商を測定することにより体内で利用された栄養素の種類と割合を知ることができる．

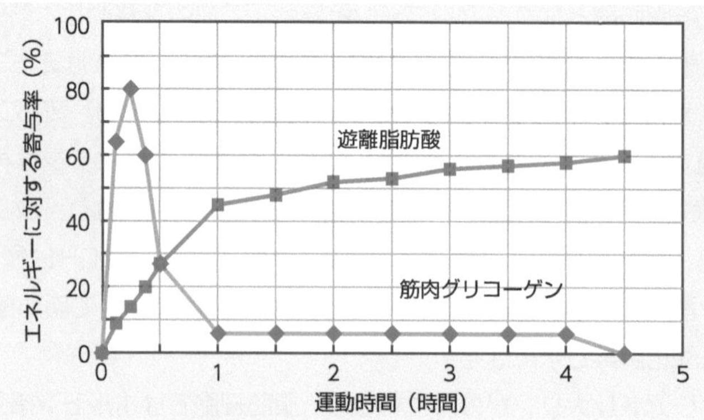

図 3.13　運動時間の経過に伴うエネルギー源の推移

がゆるやかに低下し，脂質の利用が上昇する．

したがって，脂肪は中強度の運動においてより重要性が増す．持久性のトレーニングを行うことにより，心肺機能が向上して筋組織への酸素供給能力が増大すると，筋組織の脂肪利用能も高まる．

C.　運動種目の違いによる脂肪の役割

スポーツには，瞬発系，持久系，混合型などタイプの違った運動種目があり，種目によってエネルギー必要量や利用されるエネルギー源の割合が異なる．また同じ種目でも団体競技ではポジションにより異なる場合もある．

a.　瞬発系種目

陸上短距離走やスピードスケートなどの瞬発系種目では，短時間に大量のエネルギーを必要とするため，速筋線維が動員され無酸素エネルギー代謝による ATP 産生の割合が高くなる．この場合，グリコーゲンと血糖が主たるエネルギー源となり脂肪がエネルギー源として利用される割合は少ないので，体脂肪を減らし，筋肉と肝臓のグリコーゲン量を高めておくことが重要となる．このため脂肪を少なくして糖質中心の食事にする．

b. 持久系種目

マラソンや長距離走などの持久系種目では，長時間の持続したエネルギー供給が必要とされる．この場合，脂肪酸の酸化を中心にした有酸素エネルギー代謝によるATP産生が活性化され，グリコーゲンの節約を図ることが重要である．持久力を支える脂肪エネルギー源として，血液を介して輸送される血中リポタンパク質や血中遊離脂肪酸の供給源としての皮下脂肪が有効的に使われる．

D. 競技能力の向上と脂質

脂肪は，エネルギーが豊富で，とりすぎると体脂肪の蓄積をきたし，競技能力を低下させる原因となるので，量や質だけでなく，食べるタイミングも十分考慮しなければならない．

競技能力向上のためには，選手個人の体づくりや体調管理，およびトレーニングや試合のスケジュールに合わせた食事管理が必要である．

a. 基礎体力強化，持久力向上

基礎体力強化期や持久力向上のためには，糖質やタンパク質とともに脂肪も十分にとる必要がある（脂肪エネルギー比率30%程度）．特に朝食は1日のエネルギー源として重要な役割を果たしているので，脂肪を含む食品も食事メニューにとり入れるようにする．

b. 持久力・瞬発力向上

持久力と瞬発力両方を高めたい場合は，糖質やタンパク質の摂取量を維持しながら，脂質の量を脂肪エネルギー比率20%程度まで減らす工夫をする．肉類や魚類などはその種類や部位によって脂質の含量が違うので注意して食材を選ぶ．

c. ウエイトコントロール

減量の必要がある場合は，タンパク質が不足しないように配慮しながら糖質と脂肪の量を減らす．睡眠前の夕食で脂肪の多い食事をとると，脂肪は体脂肪として蓄積されやすいので，脂肪の多いものは夕食では控える．ただし，極端に脂肪を制限した食事は，脂溶性ビタミンの吸収を悪くする．さらに，エネルギーが不足する状態では体タンパク質が分解されてエネルギー源となるために，エネルギーが不足しない状態よりもタンパク質の必要量が増加する．そのため増加分を考慮していないと，筋力や持久力などの低下につながる可能性がある．

d. 競技日の食事における留意点

競技日の食事は消化が速く手軽に利用できる食品が望ましいため，脂肪食品をとる際には，エネルギーに分解されやすい中鎖脂肪酸が含まれている牛乳や乳製品がすすめられる．少なくとも競技開始2～3時間前までには食事をすませたいが，競技開始までの時間が1時間以下の場合には，糖質を多く含み，脂質をほとんど含まない消化・吸収の早い食品を選ぶ．

1）運動によってアドレナリンが分泌されると，脂肪の分解が促進されて，筋肉への脂肪酸の供給は増大する．
2）安静時のエネルギー消費量は少ないが，消費エネルギーに占める脂肪の割合は高くなる．運動強度が60%程度までの運動では脂肪と糖質が約半々に利用されている．
3）短距離走やスピードスケートなどの瞬発系種目では，グリコーゲンと血糖が主たるエネルギー源となる．
4）マラソンや長距離走などの持久系種目では，脂肪酸の酸化を中心にした有酸素エネルギー代謝によるATP産生が活性化される．
5）減量する場合は，夕食での脂肪の多い食事を避ける．

3.6 タンパク質，アミノ酸の役割

A. 体づくりに大切なタンパク質，アミノ酸

a. タンパク質はアミノ酸からできている

体タンパク質は常に新しくつくりかえられているので食品からタンパク質を確保し，アミノ酸を補給しなければならない．食品中に不可欠アミノ酸（必須アミノ酸）の1つが欠けても体タンパク質は合成できない．ある不可欠アミノ酸が少量しかなかった場合は，その量に見合ったタンパク質しか合成できない．体タンパク質の合成に利用できなかった残りのアミノ酸は，アミノ基転移反応，酸化的脱アミノ反応を経て，アミノ基は尿素になり，炭素骨格はエネルギーとして利用される．食品のタンパク質含量はそれぞれ異なり，肉，魚介類，卵，大豆製品，乳製品などはタンパク質量が比較的多いので高タンパク質食品と呼ばれている．それぞれの高タンパク質食品は含まれるタンパク質の量も個々のアミノ酸の量も異なる．アミノ酸スコアの高い食品は体タンパク質合成に無駄なく利用される．アミノ酸スコアを高めるためには，動物性タンパク質と植物性タンパク質をうまく組み合わせ，それぞれの欠けているアミノ酸を補うように摂取することが大切である．

b. タンパク質は体づくりに重要な成分である

タンパク質はエネルギー源としてよりも，体づくりに必要な栄養素である．運動によって筋肉タンパク質は分解し，運動後に合成能が高まるので，運動後に筋肉タンパク質合成に必要な栄養素を補給すると，元の筋肉以上に回復することができる（図3.14）．

図 3.14　運動時のタンパク質，アミノ酸代謝

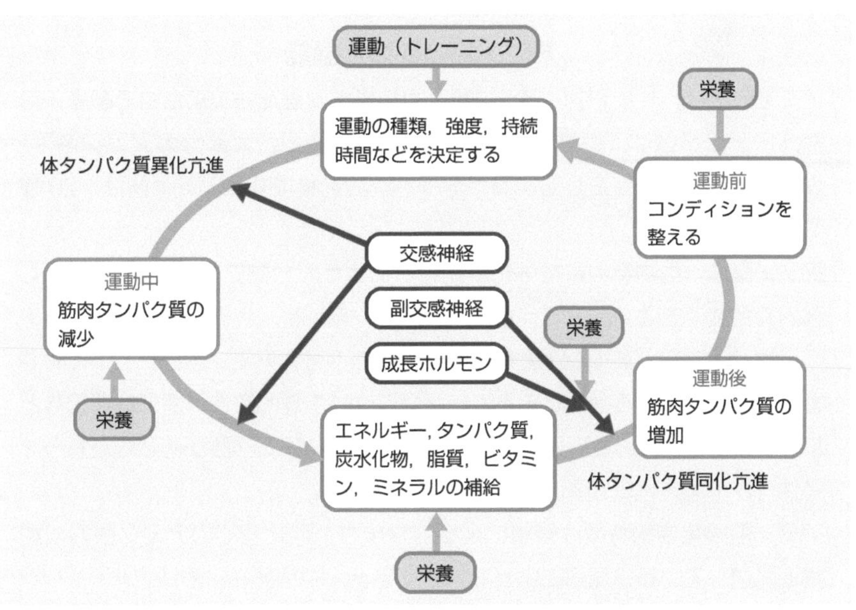

B.　運動時におけるタンパク質，アミノ酸代謝

短時間の瞬発系運動では，筋肉タンパク質の分解は少ない．しかし，60分以上の長時間の持久系運動では筋肉タンパク質の分解により生じたアミノ酸は，血中にアラニンとして放出され，肝臓でグルコースに変化するので，糖質や脂肪と同様に運動のエネルギー源として利用される．運動終了後の早い時期に食事摂取することで，タンパク質の合成が増大する．分枝アミノ酸（バリン，ロイシン，イロソイシン）のロイシンは筋肉タンパク質の合成を促進する．

a.　運動前のタンパク質，アミノ酸代謝

運動前にタンパク質やアミノ酸を摂取すれば，運動後に摂取するより，回復期の筋肉同化作用が効果的に促進される．Tiptonらは，被験者が高強度の運動をする前にタンパク質やアミノ酸を摂取した場合，運動直後に比べ，回復期の最初の1時間におけるタンパク質の正味バランスは顕著に上昇すると報告している．

b.　運動中のタンパク質，アミノ酸代謝

運動時には，アミノ酸の異化が進み，体タンパク質の合成低下と分解上昇がみられる．運動によるタンパク質代謝への影響は，運動種目，運動強度，持続時間，環境状況，経験の程度などによって異なる．

(1) 持久系運動　　持久系運動では，筋肉量の増大よりも，アミノ酸酸化の亢進やミトコンドリアの酵素量が増加する．アミノ酸の酸化は運動の強度と運動の時間に比例する．中強度以上の持久系運動によってタンパク質の推定平均必要量は増大する．タンパク質がエネルギー源として利用される割合は，10～18%程度

アミノ酸の種類と機能

アミノ酸とは，1分子中にアミノ基とカルボキシ基をもつ化合物である．自然界にアミノ酸は，遊離の形でも存在しているが，大部分のアミノ酸は，タンパク質として存在している．タンパク質を構成するアミノ酸は，20種類である．

アミノ酸は，生物学的または化学的特徴によって分類できる．アミノ酸は，体内で合成できる可欠アミノ酸（非必須アミノ酸）と，合成できない不可欠アミノ酸（必須アミノ酸）に分類できる．後者の不可欠アミノ酸は，ヒトでは9種類である．体内で合成できるアミノ酸には，生理的条件，遺伝的要因などによって，生体の必要に見合う量を合成できないアミノ酸がある．これらを条件付き不可欠アミノ酸という．

アミノ酸の化学的特徴は側鎖によって決まり，消化管でのアミノ酸吸収機構と関連している．側鎖によって分類すると，中性アミノ酸（グリシン，アラニン，バリン，ロイシン，イソロイシン，フェニルアラニン，トリプトファン，メチオニン，システイン，プロリン，セリン，トレオニン*1，チロシン，アスパラギン，グルタミン），酸性アミノ酸（アスパラギン酸，グルタミン酸），塩基性アミノ酸（アルギニン，リシン*2，ヒスチジン）などに分類できる．

可欠アミノ酸と不可欠アミノ酸

可欠アミノ酸（非必須アミノ酸）	不可欠アミノ酸（必須アミノ酸）	条件付き不可欠アミノ酸
アラニン	ヒスチジン	アルギニン
アスパラギン酸	イソロイシン	システイン
アスパラギン	ロイシン	グルタミン
グルタミン酸	リシン	グリシン
セリン	メチオニン	プロリン
	フェニルアラニン	チロシン
	トレオニン	
	トリプトファン	
	バリン	

＊1 スレオニンとも呼ばれる．

＊2 リジンとも呼ばれる．

であると報告されている．エネルギーの供給が十分ならば，運動時のタンパク質推定平均必要量は変わらない．筋肉肥大を伴う中強度以上の持久系運動ではタンパク質の必要量は増加する．

(2) 瞬発系運動　短時間の高強度の運動において，食事からのタンパク質摂取は不足しないほうが体タンパク質合成を促し，筋肉量を増大させる．いつも運動していない人が激しいトレーニングを行うと，エネルギーやタンパク質が十分であっても，動物性タンパク質の割合が低くなると，運動性貧血や血漿タンパク質の減少が起こる．この予防には，動物性タンパク質の割合が60%以上の場合には，摂取量が1.2 g/kg体重/日が必要である．

c. 運動後のタンパク質，アミノ酸代謝

運動中は交感神経系が優位になるのに対し，運動後の安静時には副交感神経系が優位になる．運動後に増加する成長ホルモンは体タンパク質の合成を亢進し，逆に体タンパク質の分解を抑制する．

C. 運動種目の違いによるタンパク質，アミノ酸の役割

除脂肪体重の維持や増量が重要な選手では，食事の量と質の選択に注意しなければならない．必要なエネルギー摂取量を確保したうえで，タンパク質エネルギー比率を13～20%エネルギーとしたバランスのよい食事では，摂取エネルギーの増加により，タンパク質の摂取量も増加するので，タンパク質不足の危険を少なくする．

(1) 持久系運動　筋肉グリコーゲンは，中高強度の運動時に大切なエネルギー源である．持久系運動も，脂肪のエネルギー代謝を促すためにグリコーゲンが重要となる．トレーニング後の糖質摂取は筋肉グリコーゲンの再合成を促進する．糖質とともにタンパク質を摂取することによって，筋肉グリコーゲン合成がより促進される．

(2) 瞬発系運動　中高強度の運動によって，筋肉タンパク質の合成と分解は運動後数時間にわたって上昇する．しかも食物を摂取しなければ，タンパク質の分解が合成を上回る．不可欠アミノ酸を6 g含む飲料を運動直前または運動後の数時間に摂取すれば，筋肉のタンパク質合成を高めることができる(図3.15)．

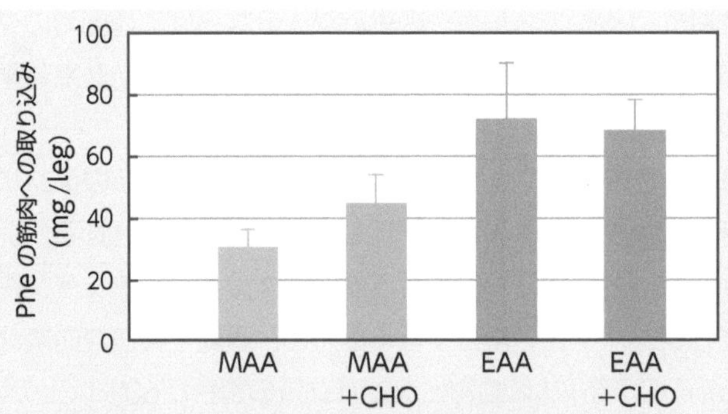

アミノ酸混合 6 g（MAA, n=7），MAA と炭水化物 35 g（MAA+CHO, n=7），不可欠アミノ酸 6 g（EAA, n=6），EAA と炭水化物 35 g（EAA+CHO, n=6），摂取後 1 時間のフェニルアラニン（Phe）の筋肉への取り込みを調べた．

図 3.15　回復期における筋肉タンパク質合成速度
MAA：アミノ酸混合，EAA：不可欠アミノ酸（必須アミノ酸）CHO：炭水化物
［E. Borsheim, *et al*., *Am. J. Physiol. Endocrinol. Metab*., **283**, E655（2002）］

D.　どんなタンパク質をどれくらい摂取するべきか

体のタンパク質は，常に古いものから新しいものに代謝されているので，タンパク質の豊富な食事を摂取することが重要である．

一方，タンパク質をとりすぎると腎臓への負担が大きくなること，カルシウムの尿中排泄量が増加することに要注意である．

通常，タンパク質摂取量を増やす場合には，エネルギー摂取量も増加している．中高強度の運動時にタンパク質摂取量を増やす場合には，タンパク質エネルギー比率が13～15%エネルギーとなる食事で，必要なタンパク質を十分に摂取できる．

a.　タンパク質はどれくらい摂取すべきか

日本人の食事摂取基準（2020年版）では，タンパク質の推定平均必要量（EAR）と推奨量（RDA）は，18～64歳はそれぞれ男性50，女性40 g/日と男性65，女性50 g/日である．運動する人のタンパク質の推定平均必要量と推奨量は，持久系運動と瞬発系運動に分けて考えるべきである．ACSM/ADA/DC共同声明（2000）では，活動的な人ほどタンパク質推奨量は高く，持久系運動の選手は1.2～1.4 g/kg体重/日，瞬発系運動の選手は1.6～1.7 g/kg体重/日が必要であると提唱している．

ACSM：アメリカスポーツ医学会
ADA：アメリカ栄養士協会
DC：カナダ栄養士会

運動時の総エネルギー消費に占めるアミノ酸量は低い（～5%）が，持久系運動ではトレーニング量が多いため，必要量が増加する．一方，瞬発系運動では，筋肉タンパク質の合成速度は上昇している．運動する人のタンパク質の推定平均必要量を表3.9に示した．運動する人の多くは，過剰なタンパク質を摂取している．消費エネルギーに見合ったエネルギー摂取量であれば，総エネルギー摂取量の13～20%エネルギーをタンパク質として摂取すれば，高価なタンパク質サプリメントやアミノ酸サプリメントを摂取する必要はない．

表 3.9　選手のタンパク質の推定平均必要量［L. Burke and V. Deakin eds, *Clinical Sport Nutrition*, McGraw-Hill, p.109 (2000) より改変］

運動の内容	タンパク質推定平均必要量（g/kg 体重/日）
積極的に運動をしていない人	0.8 ～ 1.0
一流の持久系運動選手	1.6
中強度の持久系運動*1	1.2
余暇としての持久系運動*2	0.8 ～ 1.0
フットボール選手	1.4 ～ 1.7
瞬発系運動（トレーニング初期）	1.5 ～ 1.7
瞬発系運動（安定期）	1.0 ～ 1.2
女性選手	男性よりも 15%少ない

＊1　45 ～ 60 分の運動を 1 週間に 4 ～ 5 日.
＊2　最大酸素摂取量の 55%以下の運動を 30 分間，1 週間に 4 ～ 5 日.

b. タンパク質のとり方

推奨量をきちんと三等分して朝昼晩とるのは，有効とは思われない．夕食前後にトレーニングした場合には，夕食はタンパク質の割合を多めにした食事（高タンパク質で低脂肪がよい）をとる.

1 日のタンパク質摂取量だけでなく摂取するタイミングが大事である．わずか 6 g のタンパク質（これよりも多いとよくない）によって，運動後の筋肉タンパク質合成を促進させることができる．必要なアミノ酸を供給するために，高価なタンパク質パウダーやアミノ酸サプリメントが，利便性があるとしても，通常の食物（たとえば，肉，魚，卵）よりも有効ということはない.

E.　競技能力の向上とタンパク質，アミノ酸

選手の競技能力向上において，筋肉を増強させ，たくましく強い体をつくる，タンパク質，アミノ酸は重要な栄養素である.

持久系運動では，グリコーゲンの貯蔵を確保することが最も重要である．トレーニング後に糖質と同時に少量のタンパク質，アミノ酸を摂取すると，回復初期（数時間）の筋肉グリコーゲンの再合成が促進される.

瞬発系運動にとっては，競技能力向上と怪我予防を目的に，筋肉を増強させ，たくましく，強い体をつくる必要がある．そのためには，タンパク質，アミノ酸を摂取するタイミングや量，さらに，トレーニング時間とその後の休養についても配慮する.

タンパク質やアミノ酸の過剰摂取は代謝系に影響し，生理機能の不均衡をひき起こす原因となる．タンパク質を多く含む動物性食品は，脂肪含量も多く，脂肪の過剰摂取になる．タンパク質エネルギー比率は 13 ～ 20%エネルギーを目安に，アミノ酸スコアの高い良質タンパク質を含む食品を摂取する.

1）運動によって筋肉タンパク質の分解は亢進し，運動後に筋肉タンパク質合成に必要な栄養素を補給すると，筋肉を増強することができる．
2）長時間にわたる中強度以上の持久系運動時にはタンパク質の摂取量を増加させる．
3）高強度の運動では，食事からのタンパク質摂取量の多いほうが筋肉量を増大させる．
4）タンパク質エネルギー比率が 13 ～ 15%エネルギーとなる食事で，高強度の運動時に必要なタンパク質を十分に摂取できる．
5）総エネルギー摂取量の 13 ～ 20%エネルギーをタンパク質として摂取すれば，タンパク質サプリメントやアミノ酸サプリメントを摂取する必要はない．

3.7 ビタミンの役割

A. 体調を整えるビタミン

現在，ビタミンと呼ばれているものは13種類で，溶媒に対する溶解性の違いから大きく分けて水溶性ビタミン（9種：B_1，B_2，B_6，ナイアシン，パントテン酸，ビオチン，葉酸，B_{12}，C）と，脂溶性ビタミン（4種：A，D，E，K）に分類されている．ビタミンは体内で合成できないか，必要量を合成できないため，日常的に食品から摂取する必要がある．

ビタミンは，各種代謝の補酵素としての働きやホルモン様の生理作用を有している（表3.10）．そのため，ビタミンが不足すると代謝機能や中枢神経系機能が低下し，肉体的・精神的疲労を感じたり，免疫力が低下したりする．体調を整えるためには，ビタミンの摂取が大切である．また，水溶性ビタミンは過剰に摂取しても比較的容易に尿中に排泄され，過剰症が現れにくいのに対して，脂溶性ビタミンは体内に貯留されやすく過剰症が現れやすい特徴がある．

a. 水溶性ビタミン

長時間の激しい運動の際には，糖質と脂肪がエネルギーとして使われる．また，タンパク質は，筋肉量の増加と骨格の強化のために必要となる．多くの水溶性ビタミンは糖質，脂肪，タンパク質の分解や合成に補酵素としてかかわっている（図3.16）．運動時はエネルギー消費量が増すため，必要なビタミン類が不足すると，代謝能力が低下し疲労しやすくなったり，場合によっては体力の低下にもつなが

表 3.10 ビタミンの機能とおもな給源

ビタミン		機能	おもな給源
水溶性ビタミン	ビタミン B_1	糖代謝	豚肉，玄米
	ビタミン B_2	糖代謝，視覚，皮膚	レバー，乳製品
	ビタミン B_6	タンパク質代謝，赤血球形成，中枢神経系機能	レバー，大豆
	ナイアシン	糖および脂質代謝	鶏肉，魚
	パントテン酸	補酵素 A の構成成分	レバー，卵，玄米
	ビオチン	炭酸固定反応に関与	肉
	葉酸	核酸成分の合成，タンパク質代謝	緑黄色野菜，レバー
	ビタミン B_{12}	赤血球形成，中枢神経系機能	肉，魚，乳製品
	ビタミン C	結合組織，抗酸化能，鉄の吸収と代謝	野菜，果物
脂溶性ビタミン	ビタミン A	鼻，喉など粘膜の保護，眼の機能	レバー，卵，緑黄色野菜
	ビタミン D	カルシウムの代謝	干しシイタケ，魚
	ビタミン E	細胞膜の保護，抗酸化能	植物性油，種実類
	ビタミン K	血液凝固	緑色野菜，レバー

図 3.16 エネルギー代謝におけるビタミンの関与

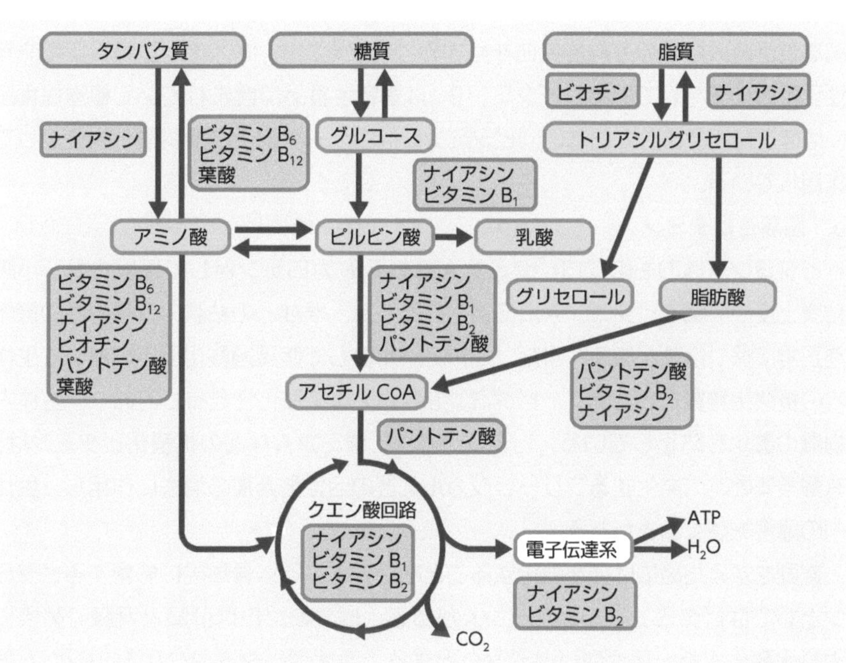

る．

ビタミン B_1 は糖質代謝酵素の補酵素として働き，欠乏により全身の倦怠感，疲労感，動悸・息切れなどの自覚症状が現れることがあり，体調を整えるうえで重要な栄養素である．運動時にはエネルギー代謝が活発となり，ビタミン B_1 の必要量が増える．グルコースの消費に対してビタミン B_1 が不足すると，ピルビン酸からアセチルCoAの代謝が円滑に行われなくなり，ピルビン酸からの乳酸の産生が増加する．乳酸の処理が遅れ，筋肉内に乳酸が過剰に蓄積すると筋肉内のpHが低下し，筋活動が阻害される．

ビタミンB_2は生体内ではフラビンモノヌクレオチド（FMN），フラビンアデニンジヌクレオチド（FAD）の形で存在しており，主として酸化還元酵素の補酵素として，糖質，タンパク質，脂質の代謝にかかわっている．ビタミンB_6は生体内では，PLP（ピリドキサール5′-リン酸）となり，PLPはアミノ酸代謝の補酵素やナイアシンの合成に関与している．ナイアシンは生体内では，ニコチンアミドとなり，NAD（ニコチンアミドアデニンジヌクレオチド）やNADP（ニコチンアミドアデニンジヌクレオチドリン酸）に変換され，エネルギー産生に必要な酸化還元酵素の補酵素として作用している．体内ではアミノ酸のトリプトファンからも合成される．パントテン酸は生体では補酵素A（CoA）の構成成分として，糖質や脂質代謝に関与している．ビオチンはカルボキシラーゼの補酵素として炭酸固定反応や炭酸転移反応に関与しており，糖質，脂肪酸，分枝アミノ酸代謝において重要である．葉酸は還元型補酵素としてホモシステインからのメチオニン合成にかかわっている．重篤な欠乏時には巨赤芽球性貧血を呈する．ビタミンB_{12}はメチル基転移反応や異性化反応に関与している．ビタミンB_{12}は動物性食品に含まれていて植物性食品にはほとんど含まれていない．ビタミンCはコラーゲン合成や抗酸化物質として作用している．

b. 脂溶性ビタミン

ビタミンAはおもにプロビタミンAであるβ-カロテンとして吸収され，小腸粘膜上皮や肝臓でビタミンAに変換される．鼻，喉などの粘膜の保護や眼の機能を正常に保つ役割がある．また，レチノールとして脂質過酸化反応において生体内の抗酸化物質として働く．ビタミンEも強力な抗酸化性を有しており，生体内物質の酸化を防止している．ビタミンEやビタミンAなどの抗酸化ビタミンは，有酸素運動時に発生するフリーラジカルなどの活性酸素種の消去に作用し，生体内の障害を防ぐ働きがある．

運動をするためには骨を強化することも必要となる．骨形成に影響するビタミンとしてはビタミンDやビタミンKがある．ビタミンDは肝臓と腎臓で酵素により水酸化され，活性型ビタミンDとなる．活性型ビタミンDはカルシウムおよびリンの代謝調節，恒常性に関与しており，消化管でのカルシウムの吸収と骨形成を促進する．ビタミンKは血液凝固に関連する因子の生成や骨基質主要タンパク質であるオステオカルシンの活性化（Gla化）に必要である．

B.　運動時におけるビタミンの働き

a. ビタミンB群

運動能力を維持・向上させるためには，食事の質と量が大きく影響する．持久力を支えるエネルギー代謝を活発にするためには，各種ビタミンの補酵素としての働きが重要であり，特にビタミンB_1，B_2，B_6はエネルギー代謝反応と関連が深い（図3.16）．運動時には特に糖質をエネルギーとした代謝を円滑にすることが必要であり，ビタミンB群の欠乏により運動能力が低下する．また，ビタミンB_1は，BCAA（分枝アミノ酸）の異化に関与する酵素の補酵素としても作用している．BCAAはほとんど筋肉内で代謝されることから，筋肉の働きに深くかかわっている．BCAAが不足すると筋肉疲労や筋肉痛などの症状を呈する．

ビタミンB_6はアミノ酸代謝に関与している．体内に存在するビタミンB_6の約80%は筋肉に存在しており，筋肉に貯蔵されているグリコーゲンからのエネルギー産生にかかわっている．ビタミンB_6は植物性食品や動物性食品に含まれ，また腸内細菌によっても合成されるため，不足しにくいビタミンではあるが，運動時のエネルギー供給には大切な役割を担っているため配慮する必要がある．さらに，ビタミンB_6は，GABA（γ-アミノ酪酸）をグルタミン酸から合成するときにも必要なビタミンである．GABAは脳内に多く存在している神経伝達物質で精神安定作用がある．

運動時に生成された乳酸は，ミトコンドリア内で代謝されてエネルギーとして再利用される．その反応経路では，ナイアシンやビタミンB_1など水溶性ビタミンが関与している．

b. ビタミンC

ビタミンCは，エネルギー代謝を活発化して運動時に分泌が高まるアドレナリンや副腎皮質ホルモンの副腎での合成に関与している．

マラソン，剣道，バレーボール，バスケットボールなどの激しい運動では，スポーツ貧血を生じることがある．その原因としては，ヘモグロビン合成に必要なタンパク質，鉄の摂取不足，足底の衝撃により足裏の毛細血管内にある赤血球の崩壊速度が高まることなどがあげられている．スポーツ貧血をひき起こすと運動に必要な酸素を筋肉組織に十分に供給できなくなるため，動悸が起きたり，疲れやすくなったり，競技能力の低下などを感じることがある．鉄の多い食品の摂取とともに鉄の吸収を高めるビタミンCの摂取も大切となる．

また，水溶性ビタミンであるビタミンB群やビタミンCは発汗によっても損失するので，運動後は十分に補給する必要がある．

c. 抗酸化ビタミン

過度の運動では，運動に伴う心筋，骨格筋などの相対的虚血によって酸素不足

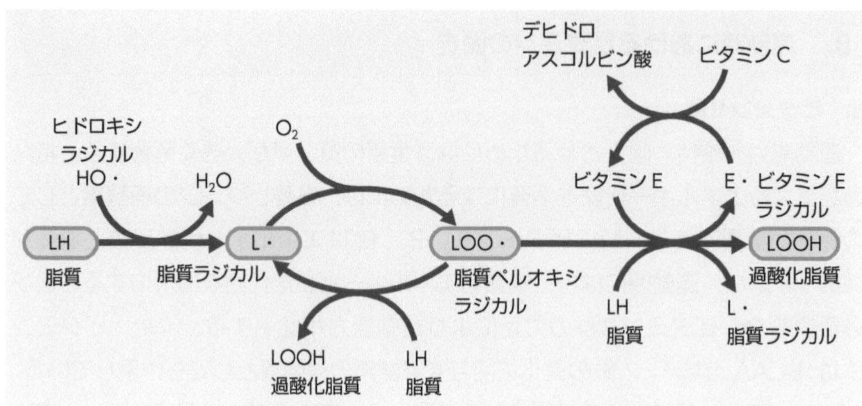

図 3.17　脂質過酸化連鎖反応とビタミンEとCの抗酸化作用

が生じ，組織での酸素需要が増す．そのため生体は，呼吸数，心拍数，心拍出量を増加させて，生体内への酸素の取り込みを増大させる．生体内では，酸素を利用する過程において，活性酸素が生成することから，酸素が過剰に取り込まれた状態では，生体内での活性酸素種の生成が増加する．活性酸素種の1つであるフリーラジカルは，細胞膜に局在する高度不飽和脂肪酸を攻撃する．水素原子をひき抜かれた脂肪酸は脂質ラジカルとなり，脂質過酸化連鎖反応を介して過酸化脂質が生成する（図3.17）．この過酸化脂質は細胞膜の機能を損ない，さまざまな障害をひき起こす．しかし，運動中における酸化的損傷に対しては，生体内に存在するSOD（スーパーオキシドジスムターゼ），グルタチオンペルオキシダーゼのような抗酸化酵素や抗酸化ビタミン（ビタミンC，A，E）が防御的に働いている．細胞膜に存在しているビタミンEは，脂質ペルオキシラジカルを捕捉して連鎖的な脂質過酸化反応を抑える．ビタミンEは酸化されてビタミンEラジカルとなるが，ビタミンCから電子を奪い還元されて再生する．

運動強度と血清中の過酸化脂質量の関係では，最大酸素摂取量の80%以上で，血清中の過酸化脂質量の急激な増加がみられる．

活性酸素種による障害は活性酸素種の生成が抗酸化防御能力を上回ったときに生じると考えられ，活性酸素種と抗酸化機能のバランスが問題となる．比較的軽い運動では活性酸素産生量より抗酸化物質の抗酸化機能のほうが上回っており，中強度の運動は均衡が保たれ，高強度の運動では活性酸素産生量のほうが抗酸化物質の抗酸化機能を上回った状態にあると考えられている．抗酸化機構は複雑で多くの因子が関与しており，抗酸化ビタミンの役割も重要であることから，常に不足しないように摂取することが大切である．

C.　競技能力の向上とビタミン

ビタミンは各種の代謝や細胞の組織と機能を正常に維持するために不可欠な栄

図 3.18　ビタミン D_3 とビタミン K の骨形成

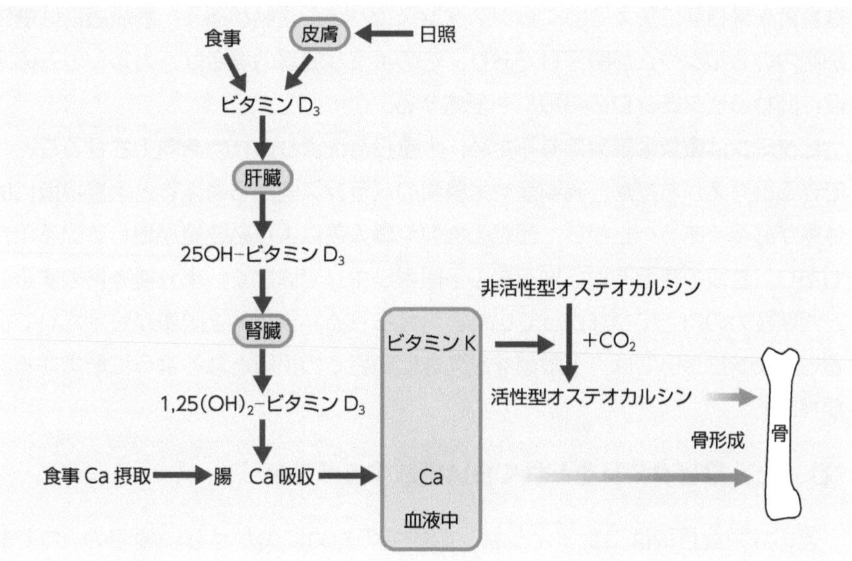

養素である．運動時のビタミンはエネルギー代謝において重要な働きをしており，ビタミンの摂取不足は競技力を低下させる．

競技力向上のためには，骨，筋肉などの体づくりとグリコーゲンの蓄積によるスタミナづくりが重要となる．これには多くのビタミンが関与しているため各種ビタミンを偏りなく摂取することが大切である．

マラソンや水泳，中・長距離などの持久系運動は，生体組織へ酸素を供給する能力を高めることが必要とされる．それには，赤血球数やヘモグロビン量が関係しており，十分な鉄や亜鉛，銅を摂取するとともに，赤血球合成にかかわるビタミン B_{12}，葉酸，鉄の吸収を助けるビタミン C やアミノ酸代謝にかかわるビタミン B_6 の摂取も重要である．

強い筋力と瞬発力を要求される運動では，筋肉量を増加させ腱や靭帯，骨を強くし，運動に適した体をつくることが競技能力の向上につながる．筋肉量を増やすためには良質のタンパク質の摂取とともにタンパク質の再合成に関わるビタミン B_6 が必要となる．

瞬発系運動では，骨折，断裂，剥離などの事故が起こりやすい．その予防のためには，骨や靭帯を強くすることが大切である．ビタミン D は，小腸でのカルシウム吸収と骨形成を促進し，ビタミン K は骨基質主要タンパク質であるオステオカルシンの活性化に関与している(図 3.18)．また，ランニングなどでは，骨，腱，靭帯の主要タンパク質であるコラーゲンの分解は高まるので，コラーゲン合成を活発化して骨量，骨強度を強くすることが必要である．コラーゲン合成にはビタミン C が関与している．

筋力や筋収縮速度，筋持久力の向上を目的とした練習方法の 1 つに，さまざまな負荷を骨格筋に加えていくレジスタンス（抵抗性）運動がある．筋収縮には筋肉細胞内のカルシウムが関係しており，このような練習の場合は，カルシウムの吸収に関わるビタミンDの摂取にも配慮する．

ビタミンは微量栄養素であるため，大量投与により競技力を向上させることができると考えがちだが，過剰症や栄養素のバランス面から考えると大量摂取には注意が必要である．しかし，運動の種類や個人差により必要量が増している場合もあり，普段の練習時から推奨量の下限ギリギリではなく，十分量を摂取することが競技力の向上につながっていくと考えられる．また，上限値が設定されているビタミンについては，上限値を越えない範囲での摂取となるように配慮する必要がある．

D. どんなビタミンをどれくらい摂取するべきか

適切な栄養摂取はコンディションの維持のために欠かせない要素の1つである．日本人の食事摂取基準（2020年版）では，ビタミンB_1，B_2，ナイアシンはエネルギー代謝に関与しているため，エネルギーあたりの推奨量が示されている．つまり，スポーツ選手はエネルギー摂取量の増加に伴い，これらビタミンの摂取量を増やすことが必要である．特に重要なエネルギー源である糖質の摂取量が増えるため，ビタミンB_1の推奨量0.54 mg/1,000 kcalを目安として相対的な欠乏が起こらないよう注意を要する．耐容上限量は算定するデータがないために策定されていないが，50 mg/kg体重/日以上（3,000 mg/日以上）の慢性的な服用では，さまざまな毒性を示唆する症状を示す．頭痛，いらだち，不眠などが生じると報告されている．

ビタミンB_2の推奨量は0.60 mg/1,000 kcalとなっている．遊離型のリボフラビンを負荷した実験の結果からは，体内プールが飽和すると尿中に排泄されるリボフラビン量が急激に増大することが明らかにされている．

ナイアシンはニコチンアミド相当量（NE）として策定され，推奨量は5.8 mgNE/1,000 kcalとしている．ニコチンアミドの大量投与は消化器系や肝臓に悪影響をおよぼすことから，上限値として250～350 mgNE/日が示されている．

ビタミンB_6は，アミノ酸代謝や神経伝達物質である生理活性アミンの代謝にかかわっており，タンパク質摂取量を増加させた場合は，合わせて増量する必要がある．そのため，ビタミンB_6の推奨量は0.023 mg/gタンパク質としている．また，ビタミンB_6活性を有する化合物の1つであるピリドキシン相当量は策定されているが，耐容上限量はピリドキシンとして40～60 mg/日としている．

そのほか上限値が策定されているものとしては，葉酸，ビタミンA，ビタミンE，ビタミンDがあり，葉酸はプテロイルモノグルタミン酸量として900～1,000 μg/日，ビタミンAは2,700 μgRE/日，ビタミンEは650～900 mg/日，

表 3.12　運動に関与するビタミンの推奨量・目安量と耐容上限量（18 歳以上男女）
［厚生労働省，日本人の食事摂取基準（2020 年版）より］

栄養素	推奨量	目安量	上限量
ビタミン B_1（mg/1,000 kcal）	0.54	—	—
ビタミン B_2（mg/1,000 kcal）	0.60	—	—
ナイアシン（mgNE/1,000 kcal）	5.8	—	250 ～ 350 mg/日*1
ビタミン B_6（mg/g タンパク質）	0.023	—	40 ～ 60 mg/日*2
葉酸（μg/日）	240	—	900 ～ 1,000*3
ビタミン A（μgRE/日）	650 ～ 900	—	2,700*4
ビタミン E（mg/日）*5	—	6.0 ～ 6.5	650 ～ 900
ビタミン D（μg/日）	—	8.5	100

＊1 ニコチンアミドの量.　＊2 ピリドキシンとしての量.
＊3 プテロイルモノグルタミン酸としての量（通常の食品以外からの摂取量）.
＊4 プロビタミン，カロテノイドを含まない.　＊5 α-トコフェロール以外のビタミン E は含まない.

ビタミンDは100 μg/日である．上限値が策定されているビタミン類は過剰摂取にならないように注意が必要である（表3.12）．

ビタミンB_1の体内の栄養状態をチアミン二リン酸（ThDP）効果からみた研究では，水泳を継続して行っている大学生のトレーニング期間において，ビタミンB_1の摂取量が基準値に相当するにもかかわらず，体内のビタミンB_1の栄養状態が良好でない場合があることが示されている．これらの大学生にビタミンB_1量が0.8 mg/1,000 kcalの食事を提供したところ改善がみられている．基準量の範囲内での十分な摂取が必要と考えられる．

最近の研究では，ビタミンCやビタミンEを多量（ビタミンC：1,000 mg/日，ビタミンE：400 IU/日）に摂取した場合，トレーニングによって生じる生体内の抗酸化物質の誘導や運動によるインスリン抵抗性改善作用が阻害されたという報告がある．抗酸化ビタミンの適正な摂取は重要であるが，多量の摂取はトレーニング効果の減弱にもつながる可能性があるので注意すべきである．

1) ビタミンB_1は糖質代謝酵素の補酵素として働き，体調を整えるうえで重要な栄養素である．
2) ビタミンEなどの抗酸化ビタミンは，運動時に発生する活性酸素の消去に作用し，生体内の障害を防ぐ働きがある．
3) 骨を強化するビタミンにはビタミンDやビタミンKがある．
4) 運動時の糖質代謝にはビタミンB群が必要で，欠乏すると運動能力が低下する．
5) ビタミンB_6は，γ-アミノ酪酸（GABA）をグルタミン酸から合成するのに必要なビタミンである．
6) ビタミンCは，運動時に分泌が高まるアドレナリンや副腎皮質ホルモンの合成に関与している．
7) ビタミンは微量栄養素であるが，過剰摂取により競技能力を低下させるリスクを生じる．

3.8 ミネラルの役割

A. 多彩な働きをするミネラル

ミネラルは，無機質とも呼ばれ，生体を構成する元素のうち，酸素(O)，炭素(C)，水素(H)，窒素(N)を除くすべての元素の総称である．ミネラルは生体構成成分の約4%しか含まれないが，生命維持および運動に重要な栄養素である．

ミネラルの働きは，①体液の保持，②生体の構造維持，③酵素の補因子，④金属タンパク質の成分に分けられる．体液の組成として代表的なナトリウム，カリウム，塩素のほか，体の構成成分としては，骨や歯に含まれるカルシウムやリン，マグネシウムなどがある．金属タンパク質の成分としてのミネラルには，赤血球のヘモグロビンに含まれる鉄や，酵素の成分としての銅や亜鉛などがある．硫黄は，皮膚や爪，毛髪のタンパク質であるケラチン（含硫アミノ酸に富む）の構成元素として欠かせないミネラルである．

B. 運動時におけるミネラルの働き

a. エネルギー代謝とミネラル

ミネラルは，運動時における直接のエネルギー源にはならないが，糖質，タンパク質，脂肪からエネルギーを産生する代謝過程で大切な役割を担っている．

リンは，脳神経（リン脂質）や骨・歯の構成成分である．そして核酸や高エネルギー化合物のATPとクレアチンリン酸，補酵素（FAD，NAD，TPP）の重要な成分である．マグネシウムは，ATPの合成と分解に不可欠で，300種類以上の酵素の補因子として糖質の解糖系，クエン酸回路，脂肪酸のβ酸化など，エネルギー産生にかかわっている．また，体温調節や筋肉の収縮，神経の興奮と伝達にも影響している．クロムは，インスリンの働きを高め，糖質や脂質の代謝を促進している．亜鉛は成長発育や中枢神経系，免疫系，味覚などに関与している．鉄は栄養素を酸化してエネルギーをつくりだすシトクロム酵素の成分である．マンガンは尿素合成系の酵素のアルギナーゼやエネルギー代謝に必要な酵素のピルビン酸カルボキシラーゼに含まれ，疲労回復に効果がある．モリブデンも三大栄養素の代謝にかかわる酵素の成分として重要な役割を果たしている．

b．筋肉活動，神経伝達とミネラル

カルシウムは筋肉の収縮と弛緩に中心的な役割を果たしている．カルシウムイオンの放出は筋肉収縮の引き金となり，筋肉中のカルシウムイオンの増加は糖代謝の要であるグリコーゲンからグルコース6-リン酸を遊離させる酵素（グリコーゲンホスホリラーゼ）を活性化することで，エネルギー供給経路を活性化させている．マグネシウムも神経と筋肉の興奮伝達に重要な役割を果たし，カルシウムと連動，拮抗し合いながら働いている．血液や細胞内外のマグネシウムイオン濃度が大きく変動すると，円滑な神経筋活動ができなくなり，「痙攣（けいれん）」が起こる．

筋肉の収縮を調節するカルシウム

次の①～④の連携によって筋肉はすみやかに力強く収縮する．

①筋肉への神経刺激
②筋小胞体からカルシウムイオンが放出され，細胞内のカルシウムイオン濃度が上昇する
③アクチン（細いフィラメント）のトロポニンにカルシウムイオンが結合し，構造変化とエネルギー産生が起こる
④アクチンとミオシン（太いフィラメント）が滑り合い，筋肉が収縮する

C．競技能力の向上とミネラル

a．持久系運動とミネラル

マラソンやエアロビクスのような持久系運動では，酸素を使ってエネルギーを産生しており，筋肉への酸素供給能力が競技能力に直結する．肺にとり入れられた酸素を全身に供給する配達役は，血液中のヘモグロビンである．筋肉組織中の

ヘモグロビン（hemoglobin）とミオグロビン（myoglobin）：血液（hemo＝血）と筋肉（myo＝筋肉）において，体内の酸素運搬を行うタンパク質．

ミオグロビンは，ヘモグロビンから酸素を受け取り，筋肉内に酸素を蓄えている．鉄はヘモグロビンとミオグロビンの合成に必須の成分である．血液や赤筋（持久系運動で活躍する筋肉）が赤く見えるのは，ヘモグロビンやミオグロビンが鉄を含んでいるからである．また，鉄はミトコンドリア（有酸素エネルギー産生の中心的な場）に含まれている多くの酵素の補因子であり，鉄が不足するとエネルギー産生が円滑に進まない．鉄は持久系運動にとって重要なミネラルである．

一方，銅やモリブデン，亜鉛もヘモグロビン合成に関与している．銅と結合したセルロプラスミンは造血作用を促進する．亜鉛はヘモグロビンの合成に不可欠であり，モリブデンは鉄の利用を高める．

b.　選手と貧血

激しい運動やトレーニングを継続する選手では，スポーツ貧血が起こりやすい．貧血とは血液中の赤血球またはヘモグロビンが減少し，全身への酸素供給能力が低下した状態である．症状として，易疲労感，全身倦怠感，食欲不振，頭痛，動悸，息切れ，集中力の低下があり，眼瞼結膜の蒼白や爪の変形もみられる．スポーツ貧血の大半は，鉄欠乏性貧血である．体内の鉄は，ヘモグロビンやミオグロビンのような酸素運搬の役割を果たす機能鉄のほかに，肝臓や脾臓，骨髄などに貯蔵されている貯蔵鉄がある．機能鉄が不足すると，それを補うために貯蔵鉄が利用される．血液検査で貧血と診断されていなくても，貯蔵鉄が減少している選手は多い．食事制限をしている選手や，女性選手は全般に貧血の発生頻度が高い．また，男性においても中・高校生の成長期は，血液以外の組織（筋肉や骨）への鉄の需要が高まっているため，高強度のトレーニング実施は貧血のリスクを高める．

種目別でみると，長距離走やジャンプを繰り返す種目（マラソン，駅伝，サッカー，新体操，バレーボール，バスケットボールなど）や，身体をぶつける種目（剣道，柔道など）に鉄欠乏性貧血が多い．スポーツ選手で鉄が不足しやすい原因には次の3つがある．

①外傷や月経，発汗による損失：外傷による出血・内出血，長時間の激しい運動による血尿や消化管からの出血，女性では月経血により鉄を損失する．夏場に大量の発汗がある場合は，汗から鉄を損失する．

②衝撃による赤血球の破壊：柔道や剣道で体を強く打ち付けたり，長距離走やジャンプで足底が地面に当たるときの衝撃で赤血球が破壊される（溶血）．溶血によって，赤血球から溶出したヘモグロビンが尿中へ排泄されることがある（ヘモグロビン尿）．

③食事からの鉄摂取不足：①と②の理由から鉄を多く必要とするため，ある程度までは吸収率や造血機能の亢進によって代償されている．偏食や過度の食事制限を行うと鉄の摂取量が不足しやすい．

一方，急に激しい運動をすると，軽い貧血症状がみられる．これは，赤血球数は同じままで循環血漿量が増加し，血液成分が希釈された「みかけの貧血」の状態である．

c. 骨格づくりとミネラル

スポーツ選手では，転倒や打撲など1回の大きな衝撃による骨折のほかに，疲労骨折が発生しやすい．疲労骨折とは，ランニング，ジャンプ，スイングなどの繰り返し動作で骨の同一部分に負担がかかり，ひびが入る骨折で，筋力が十分に発達していない初心者や成長期の部活新入生が，急に厳しい訓練を始めると発症しやすい．骨と筋肉に大きい負担をかけない段階的なトレーニングと骨格づくりの食事計画が運動能力アップの基本になる．

骨は，コラーゲンを主成分とする骨基質に，カルシウム，リン，マグネシウムなどのミネラルが結晶化して骨特有の硬さ，弾力，耐性を形成している．

カルシウムの摂取が不十分なうえ，激しい運動による大量の発汗でカルシウムを喪失すると，血中カルシウム濃度（約10 mg/dL）を保持するために副甲状腺ホルモン（PTH）が分泌され，骨からカルシウムが放出される（骨吸収）．食塩のとりすぎは尿中へのカルシウム排泄を促進する．長期的なカルシウム不足の状態では，筋肉の収縮やエネルギー産生の低下によって競技能力が落ちる．

骨では，骨芽細胞による骨形成と破骨細胞による骨吸収が繰り返されて一定のバランスを維持している．運動によって力学的負荷が加わると骨内の間質液が流動し，骨芽細胞の活性化と骨吸収の抑制をもたらす．骨への刺激が少ない状態では，骨芽細胞の数を減らすスクレロスチンの分泌が増加する．そのため，運動習慣のある人は骨強度が高く，無重力で過ごす宇宙飛行士や寝たきりの人では骨密度が急激に減少する．

一方，骨は姿勢を維持し，筋肉運動を可能にするだけでなく，他の臓器とネットワークを形成して生体恒常性にかかわる重要な臓器である．骨細胞が分泌する線維芽細胞増殖因子23（FGF23）は腎臓でのリン再吸収を抑制してリン利尿を促進する．運動負荷によって活性化した骨芽細胞からはオステオカルシンやオステオポンチンが分泌される．オステオカルシンは膵臓からのインスリン分泌や精巣からのテストステロン分泌を促進し，耐糖能や筋力の活性化にはたらく．オステオポンチンは，骨髄での造血幹細胞を活性化し，免疫力の向上にも有効である．

女性では，激しいトレーニングによる精神的ストレスや減量（体脂肪量の低下）が原因でホルモンのバランスを崩し，無月経や月経不順がみられる．卵巣から分泌される女性ホルモンのエストロゲンは破骨細胞による骨吸収を抑制している．無月経によるエストロゲンの低下は骨吸収を高め，骨粗鬆症や疲労骨折の原因になる．

骨代謝には，タンパク質，ビタミンA，C，D，Kのほか，鉄，亜鉛，マグネシウム，銅，マンガン，モリブデンなどの微量ミネラルが関与している．骨折予防のための丈夫な骨づくりには，骨成分のカルシウムやリン，マグネシウムをはじめ，これらの栄養素を毎日十分に摂取することが大切である．

d. コンディション維持・回復とミネラル

運動後の筋肉タンパク質の合成には，食事由来のタンパク質と同時に亜鉛が不可欠である．マグネシウムはアミノ酸を活性化してタンパク質合成を助けている．鉄は筋肉ミオグロビンの合成材料である．

出血があった場合，カルシウムは止血作用(血液凝固)に関与している．

e. 抗酸化システムとミネラル

通常の生活では，摂取した酸素の2～5%が活性酸素になる．運動時は，酸素消費を高めてエネルギー産生を行うので，通常より多くの活性酸素が発生する．過度な運動は，生体にとっては一種の酸化ストレスである．激しい運動直後には血漿中の過酸化脂質値が上昇する．生体には酸化ストレスに対応するための防御機構が備わっており，微量ミネラルの銅，亜鉛，マンガンおよびセレンは抗酸化システムに重要な役割を果たしている．

SOD（スーパーオキシドジスムターゼ）は，活性酸素による過酸化脂質の生成を防いでいる．銅，亜鉛，マンガンはSODの活性発現に関与している．生成された過酸化脂質を分解する抗酸化システムのグルタチオンペルオキシダーゼには，セレンが必要である．

レモンの効用

レモンは，元来アジアの熱帯地方が原産で徐々に西へ西へと広がった．そして地中海沿岸の温暖な地方に広く根を広げ，スペインやポルトガルの南部でも栽培されるようになった．レモンを食べると壊血病にならないことが，長い経験から少しずつ知られるようになり，コロンブスが大西洋横断の長い航海中，健康を維持してついにアメリカ大陸を発見したのは，レモンに含まれるビタミンCの効果と思われる．このアメリカ大陸へ欧州から移住が始まり，青野菜代用のレモンが移民と一緒にアメリカ大陸にも広がり，特にイタリア，スペイン移民の「定住するところ，必ずレモンあり」で，カリフォルニアは世界屈指のレモンの生産地となった．清々しいレモンイエローは健康的な色彩で，カリフォルニアブルーとよく調和している．

レモンは最近アロマテラピーで注目されている．アロマテラピーとは，香りを利用する治療法で，臭覚刺激によって神経系統に対する治療効果を高める．精神の安定化・鎮静化，ひいては全身の健康回復に有益であると考えられている．レモンの香りは，覚醒・食欲増進・抗偏頭痛および不安解消に効用がある．自家製のレモン飲料を考案して利用するとよい．

D. どんなミネラルをどれくらい摂取するべきか

ミネラルは，体内に溜められないので毎日の食事から補給しなければならない．日本人の食事摂取基準（2020年版）では，多量ミネラル5種類（ナトリウム，カリウム，カルシウム，マグネシウム，リン）と，微量ミネラル8種類（鉄，亜鉛，銅，マンガン，ヨウ素，セレン，クロム，モリブデン）に区分し，1日に必要な摂取量の基準を定めている．

運動・スポーツによって損失しやすいミネラルへの配慮は大切だが，特定のミネラルを過剰に摂取しても競技能力の向上にはつながらない．各ミネラルの特性や相互作用を理解し，過不足のない摂取をめざすことが大切である．

a. カルシウムとリン

カルシウムは正常な筋肉収縮を調節し，心筋機能や神経，筋肉興奮性を高めるなど重要な生理機能をもっているため，血中カルシウム量は100 mLあたり9～10 mgと狭い範囲内に厳密に保たれている．血中カルシウムの調節は副甲状腺ホルモン（PTH），カルシトニン，活性型ビタミンD_3の生理作用によって行われている．ビタミンDは腸管でのカルシウムの吸収を調節している．カルシウムは，日本人の食生活で不足しやすいミネラルで，現在の摂取量は推定平均必要量（成人：550～650 mg）すら十分に達成できていない．食事中のカルシウム量が少ないと，カルシウムの吸収が高まるが，足りない分は骨を分解して，血漿中のカルシウム濃度を一定に保っている．骨はカルシウムのおもな貯蔵庫で，血液中のカルシウムが不足すれば貯蔵庫の骨カルシウムを血液に放出するので，そのうちに骨がもろくなる．健康維持のために運動する人は，まず推奨量を完全に充足することを第一目標とする．

高温の環境下で激しい運動やトレーニングを行うときは，汗からのカルシウム損失も無視できない．たとえば，1日約1 Lの発汗がある場合，約50 mgのカルシウムが損失する．この損失分を食事で補う場合，カルシウムの吸収率を考慮すると約150 mgのカルシウムを余分に摂取しなければならない．

カルシウムの腸管吸収を上昇させる因子には乳糖，活性型ビタミンD，カゼインホスホペプチド（CPP）があり，低下させる因子にはシュウ酸（ホウレンソウ，ココア），フィチン酸（穀類），食物繊維，多量の脂質と多量のリンがある．カゼインホスホペプチドは，牛乳などの乳製品に含まれるタンパク質のカゼインが消化される過程で生成される．

シュウ酸はホウレンソウに多く含まれている．ゆでるとシュウ酸は減少するが，1分程度のゆで時間では約60%残っており，2分以上ゆでると約30%まで減少する（図3.19）．ホウレンソウを生のままジュースにしたり炒めたりする食べ方は控えるとよい．

また，大腿骨へのカルシウム利用にクエン酸，リンゴ酸がよいという報告があ

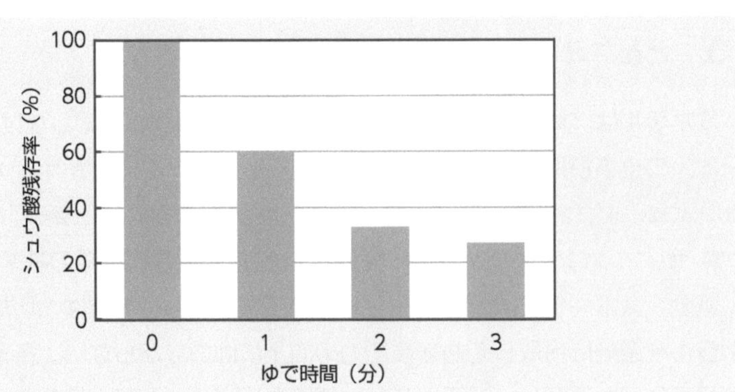

図 3.19　ホウレンソウのゆで時間とシュウ酸残存率
［Z. Wang *et al.*, *Food Sci. Technol. Res.*, 24 (3), 421–425 (2018) より改変］

表 3.13　大腿骨（幼若ラット）へのカルシウム利用におよぼすクエン酸とリンゴ酸の影響
［B. A. Kochanowaki, *J. Nutr.*,120 (8), 876–881 (1990) より改変］

大腿骨への Ca利用度（%）	食餌中のカルシウム含量			
	炭酸カルシウム		炭酸カルシウム＋クエン酸＋リンゴ酸	
	0.3% Ca	0.6% Ca	0.3% Ca	0.6% Ca
4 週間後	18.7	28.8	23.4	35.5
12 週間後	19.5	27.5	28.0	40.5

表 3.14　カルシウム尿排泄とカフェイン摂取（7 日間）
［S. J. Whiting *et al.*, *J. Nutr.*, 117 (7), 1224–1228 (1987) より改変］

	Ca の尿排泄（μmol/日）	尿量（mL/日）
標準食	11.3 ± 1.5	7.6 ± 1.2
低カフェイン食（0.75 g/kg 実験食）	33.1 ± 5.3	9.1 ± 0.5
高カフェイン食（1.50 g/kg 実験食）	50.0 ± 8.4	9.6 ± 1.5

る（表3.13）．クエン酸，リンゴ酸を多く含む果物をカルシウムと一緒に摂取すると，カルシウムが骨に利用されやすくなる．

一方，食塩や砂糖のとりすぎ，カフェインの多量摂取により体内のカルシウムが尿中に排泄される（表3.14）．食塩の場合，必要以上の食塩は尿中に排泄され，そのとき，ナトリウムの排泄に連動してカルシウムの排泄も増加する．砂糖を多くとるとインスリン分泌が高まり，その結果，カルシウムの尿排泄が増加する．食物から十分量のカルシウムを摂取していればほとんど問題はない．しかし，カルシウムが不足している状態では，骨のカルシウムを損なう恐れがあり，常習化すると骨折の原因になる．

カルシウムの最低補給量（成人の推定平均必要量）としては550 ～ 650 mg/日で，選手は運動による代謝亢進と骨量増加分を加味し，約2倍の1日1,000 ～ 1,200 mgのカルシウムを摂取するのが望ましい．

リンは，核酸や細胞膜の構成成分であり，また骨を構成する主要成分でもある．生理作用としてエネルギー生成にも必須である．リンは，植物，動物，乳など大部分の食品に含まれている．カルシウムとリンの摂取比率は1対1が望ましいが，加工食品やインスタント食品には食品添加物としてリン酸塩が大量に含まれており，リンはむしろ過剰に摂取されている栄養素である．牛乳・乳製品はカルシウムとリンが理想的な比率で含まれ，運動する人にとって有効な食品である．

カルシウムは量だけでなく吸収率も

小松菜には 100 g 中に 170 mg のカルシウムが含まれているが，残念ながら吸収率が低い．牛乳のカルシウム吸収率が約 40%なのに比べて，野菜は約 19%にすぎない．小魚の場合も約 33%と低い．

b. マグネシウム

マグネシウムは骨の重要なミネラルの1つで，骨のしなやかさに関係している．ホウレンソウ（シュウ酸を多く含む）を過剰摂取すると，骨のマグネシウム含量は低下する．また，マグネシウムはエネルギー産生や筋収縮，神経伝達など300種類以上の酵素反応の働きを助けている．エネルギー産生では，解糖系，脂肪酸のβ酸化，酸化的リン酸化の補酵素として大切な役割を担っている．

マグネシウムは，野菜，肉，魚，大豆や種実，海藻などに多く含まれている．いろいろな食品を組み合わせて食べていれば，まず不足することはない．しかし，激しい運動によって汗からマグネシウムが流出し，マグネシウムが不足すると，骨からマグネシウムが動員される．また，カルシウムを多くとるほどマグネシウムの排泄量が増加するため，カルシウムとマグネシウムの比率は2対1が理想的である．カルシウムを1,000 mg以上摂取する人は，マグネシウムを500 mg程度摂取するのが望ましい．マグネシウムは医薬品の下剤として使われているように，サプリメントなどで過剰に摂取すると下痢を起こすことがある．また，マグネシウム欠乏は，カルシウム，カリウム，ナトリウムのそれぞれの代謝にも影響をおよぼす．

c. 鉄

体内の鉄は大部分が再利用され，体外へ排泄される量は1日約1 mg程度である．月経のある女性では1日あたり約0.5 mgの鉄が失われる．この損失分は，毎日の食事で補給しなければならない．しかし，鉄の吸収率は約15%と低く，1.5 mgの損失を補うためには10 mgの鉄を摂取しなければならない．成長期の子どもは，運動による損失もあり，1日15 mg程度の鉄摂取が望ましい．

食品中に含まれる鉄は，ヘム鉄と非ヘム鉄の2種類に分類される．ヘム鉄は，肉類，魚類，内臓類などの動物性食品に多く含まれ，吸収率は15～35%と高い．しかし，日常の食事で摂取する鉄の大部分は，吸収率の低い非ヘム鉄である．非ヘム鉄は，野菜や豆類，穀物など植物性食品に多く含まれており，貧血状態や食

食事の内容		鉄(mg)	
		含有量	吸収量
洋風朝食	+コーヒー	2.8	0.16
	+コーヒー+オレンジジュース	3.1	0.40
	+紅茶	2.8	0.07

表3.15　飲料の違いによる鉄吸収への影響
[L. Rossander *et al.*, *Am. J. Clin. Nutr.*, 32 (12), 2484–2489 (1979) より改変]

事要因により吸収率は大きく変化する. 鉄の吸収を高めるビタミンCやクエン酸, 動物性タンパク質と一緒に食べることが望ましい.

たとえば, 肉・魚料理にレモン果汁(ビタミンCやクエン酸を含む), デザートに果物またはそのジュースを追加すると, 鉄の吸収率は高まる. 一方, 玄米や豆類に含まれるフィチン酸, お茶などに含まれるカテキン, タンニン, 乳製品のカルシウム, 多量の食物繊維は鉄の吸収を妨げる. カテキン高含有のお茶は要注意である.

表3.15は, 食事に付加する飲料の種類による鉄の吸収率への影響を示した結果である. タンニンの多い紅茶では鉄の吸収率が低下し, オレンジジュースでは増加している. 牛乳は運動する人にとって重要なカルシウム源である. しかし, 鉄の吸収率を低下させてしまうため, 造血作用の高い午前中などに大量に摂取するのは好ましくない.

ホウレンソウは鉄を豊富に含む食品で, 手軽に鉄を補給できると考えられている. しかし, ホウレンソウにはシュウ酸も多量に含まれており, このシュウ酸が鉄の吸収を阻害する.

貧血の進行が進み, 食事による回復が困難な場合にかぎり鉄剤の内服による治療が行われる. 鉄の過剰摂取は, 頭痛, 嘔吐などの急性症状, 活性酸素の増大や鉄沈着による慢性疾患の発症リスクとなる. そのため, 競技者に対する安易な鉄剤注射は禁止されている. サプリメントや鉄強化食品で鉄を補う場合においても, 1日の耐容上限量*を超えないよう注意が必要である.

＊1日あたりの鉄の耐容上限量:
8〜11歳 男女35 mg
12〜14歳 男40 mg
12歳以上 女40 mg
15歳以上 男50 mg
[厚生労働省, 日本人の食事摂取基準(2020年版)より]

d. その他

その他のミネラル, 微量元素は通常の食生活では不足することは少ない. 活動量が多い人は, エネルギー摂取量(食事量)に比例してミネラル摂取量も多くなる. 体重制限でやむをえず食事制限を行う場合, ミネラル補給が必要である. しかし, サプリメントなどで単独の栄養素を過剰に摂取すると, ミネラルの腸管吸収や体内利用に悪影響をおよぼすことがある. たとえば, 食物繊維の大量摂取は, カルシウム, 鉄, マグネシウム, 亜鉛の吸収を低下させる. 亜鉛の過剰摂取は, 同じ二価イオンの鉄や銅の吸収を阻害し, 鉄の過剰摂取は亜鉛やマンガンの腸管吸収量を低下させる. 日常食品からのミネラル摂取を基盤にすることが大切である.

ミネラルの種類と機能

地球上で生物が活動するためには，酸素が必要である．ヒトや多くの動物の血液が酸素運搬に鉄（ヘモグロビン）を使うのに対し，甲殻類やイカ・タコなどの軟体動物は銅（ヘモシアニン）を使っているため，軟体動物の血液は青色である．一方，ミネラルの中で「色」との関係が強いのはクロムで，その語源はギリシャ語の「色：chroma」である．クロムは宝石のルビーの赤色，エメラルドの緑色の決め手になっており，たとえば，同じ鉱物のルビーとサファイアは，クロムを含むと赤色のルビー，鉄やチタンを含むと青色のサファイアとなる．生体内ではクロムイオンがインスリンの作用を助けることから，クロムによる糖尿病の予防・改善が期待されているが，サプリメントからクロムを大量に摂取することは避けるべきである．ミネラルは，微量でも体内で各種代謝の担い手として活躍しているが，過剰摂取や組み合わせによっては，お互いの効果を邪魔し合うこともある．たとえばカルシウムを多量にとると，鉄や亜鉛の吸収が妨げられ，さまざまな酵素の活性や機能の低下が起こりうる．天然の食材からのミネラル摂取が健康づくりの基本である．

1）ミネラルは，エネルギー源にはならないが，糖質，タンパク質，脂肪からのエネルギー産生に関与している．
2）カルシウムは筋肉の収縮と弛緩に大切である．
3）マグネシウムは神経と筋肉の興奮伝達に重要な役割を果たしている．
4）鉄は持久系運動に重要で，不足に注意が必要なミネラルである．
5）食事で摂取する鉄の大部分は，吸収率の低い非ヘム鉄である．ビタミンCやクエン酸，動物性タンパク質は鉄の吸収を高める因子である．
6）微量ミネラルの銅，亜鉛，マンガンおよびセレンは抗酸化システムに重要な役割を果たしている．
7）ミネラルを過剰に摂取しても競技能力の向上にはつながらない．

3.9 水分の役割

水は成人男性の場合，体重の約60%，成人女性では約55%を占める．女性に水分の少ない脂肪組織が多いため，体重割合にすると女性のほうが水分比率が小さくなる．体脂肪を除いた体重を除脂肪体重といい，除脂肪体重あたりの体水分量は約70%で男女差はない．また，やせた人は体脂肪が少なく体重あたりの水が占める割合は65%近くになり，逆に肥満の人は体重の50%程度まで低下する．小児は体重の約70%が水であり，加齢とともに減少する．

体内の水は，細胞内液と細胞外液の2つに分けられる（図3.20）．細胞内液は細胞膜で囲まれた細胞内部の水であり，細胞内の代謝反応の場である．細胞内液は成人男性で体重の約40%である．細胞外液は細胞の周囲環境を形成するもので，成人男性で体重の約20%である．細胞外液は，さらに間質液（組織液）15%と血漿5%に分けられる．間質液は血管の外，そして細胞の外にある水である．また血漿の99%は水である．

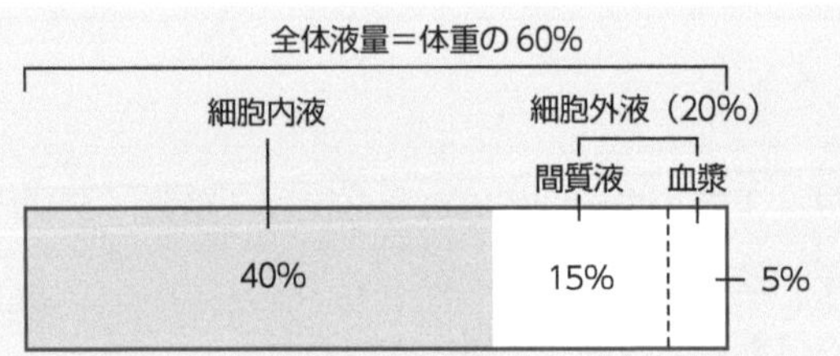

図3.20　成人男性の体内の水の分布
数値は体内の各区分が全体重に占めるパーセントを示している．

A.　体水分の出納としくみ

a.　水分が体から失われる経路

水は常に体から失われており，その経路は大きく2つに分類できる．

①感じることができない水分損失（不感蒸泄）：皮膚からの蒸散，呼気中の水分

②感じることができる水分損失：汗，尿，糞便

皮膚からの蒸散は，体表面積および露出面積に依存する．呼気中の水分量は，吸気の水分と呼吸数に依存する．発汗の量のおもな決定因子は，皮膚および体の内部の温度である．尿量のおもな決定因子は，体内の血漿浸透圧および心臓・肺領域の血液の量である．また，特定期間の水分損失として，授乳期の乳量がある．

b.　水が体に入る経路

水が体内に入る経路は2つに分類できる．

①消化器を経由する：飲料水，食料中の水

②体内で生成される：栄養素の体内での燃焼過程でつくられる水(代謝水)

食事および飲水により体に入った水は，嘔吐や下痢がないかぎり体内にすべて吸収される．糞中の水(約200 mL)を除いた量が消化管から体内に入った水となる．代謝水の量はエネルギー代謝に依存し，1日平均約250 mL程度である．

c. 体水分収支バランスを乱す要因

体内の水分収支は，体内に入った水と出た水のバランスによって決まる．すなわち，食事，飲水，代謝水により体内に入った水と，汗，尿，糞便，不感蒸泄により体外に出た水との差が体水分収支となる．暑熱環境下で激しい運動をすると，汗は1時間に2 L近く出ることもあり，体水分収支のバランスを乱す主要因となる．ジュースやビールなどの嗜好飲料も一時的に体水分量を増す要因である．代謝水および不感蒸泄は大きく変動しない．

d. 体の水分量を調節するしくみ

体内の水分量の状況は常にモニターされ，体内に入る水と出る水のバランスによってその量が調節されている．

体水分量の絶対値をモニターすることはできない．水分量の変化として濃度や圧力という間接的な指標をモニターしている．すなわち，細胞外液の浸透圧や心房圧が一定範囲内になるように，飲水と尿量をコントロールし，バランスを保っている．汗や不感蒸泄あるいは嗜好的な水分摂取によって乱れたバランスは，尿あるいは飲水の増減で調節されている．

e. 腎臓が水を排泄するしくみ

尿は腎臓で血漿からつくられ，体内の不要な代謝産物を水に溶かして排泄する．水は代謝産物を溶かす溶媒であるが，腎臓は水の排泄そのものも選択的に調節できる．腎臓は脱水時には尿量を減らし，水を過剰に摂取したときには尿量を増加させる．

脱水時には細胞外液の浸透圧が上昇し，脳内視床下部にある室傍核での抗利尿ホルモンの産生が増す．抗利尿ホルモンは脳下垂体後葉から血液中に分泌されて，尿細管集合管に至り，集合管の水チャネル(アクアポリン)の合成を増す．そして集合管での水の再吸収が増加し，尿量が減少する．水を過剰に摂取したときには体液浸透圧が下がり，脱水と逆の作用で抗利尿ホルモンが減少し，集合管での水の再吸収が減少して，尿量が増す．こうして，過剰な水が排泄され，細胞外液の浸透圧はもとのレベルに回復する．

心房圧は心臓・肺領域の血液量をモニターしている．脱水などにより血液量が少なくなると，心房圧は低下し，その情報は迷走神経を介して中枢に伝えられる．この情報は，抗利尿ホルモンや腎臓の交感神経活動の変化をひき起こし，腎臓での水およびナトリウム排泄を調節している．

f. 飲水の調節

飲水の調節機構は，意識的に飲水をする場合を除き，基本的に脱水を補正する行動である．水が足りているときに，喉の渇きはなく，飲水行動は起きない．脱水状態では細胞外液の電解質濃度が上昇し，血液の浸透圧変化に反映され，その変化を中枢神経系の浸透圧受容器が感知している．脱水の原因は，皮膚や呼気からの不感蒸泄による水分損失が大きく，負の水分バランスになることである．また，汗は体液より薄い液体であり，発汗は体液の浸透圧を上昇させる．呼気や発汗による水の体外への損失は血液量の減少に結びつき，肺や心臓への血液量が低下し，心房圧が低下する．この結果，アンジオテンシンⅡや抗利尿ホルモンの合成を促し，飲水行動をひき起こす．飲水により体液濃度は薄まり，もとの濃度に近づく．それにしたがい，浸透圧および血液量はもとのレベルに回復し，飲水行動は消失する．

B. 運動時における水の働き：体温調節

a. 水が体温調節に果たす役割

運動は筋肉の収縮により行われる．筋肉収縮は二酸化炭素，乳酸そして熱などの代謝産物を生じる．水は体熱の放出において重要な役割を果たす．熱放出に関与する水の役割は，下記の2点である．

①筋肉で産生された熱を，血液により皮膚まで運ぶ媒体となる．

②汗が皮膚で気化する際に，皮膚の熱を奪い皮膚温を下げる．

b. 筋肉から皮膚へ熱が運ばれるしくみ

筋肉で生成された熱は，血液を介して皮膚に移動し体外へ放散する．

筋肉収縮による熱産生は筋肉組織の局所的な温度上昇をもたらす．収縮筋の熱は血液に移動し，血液温が上昇する（熱の拡散）．血液は体内をめぐり，熱は皮膚に運ばれる．これは，熱を含有した血液そのものの移動による熱運搬である．外気温が皮膚血液温より低い場合には，皮膚血液の熱は温度差にしたがって外気に移動する（熱の拡散）．同時に，効率的に皮膚から体外に熱を逃がすために，皮膚血管の拡張が生じ，皮膚に血液の貯留が生じる（熱の拡散の促進）．このように，運動による体温上昇を防ぐため，皮膚血流量および皮膚貯留血液量の増加が生じる．

c. 汗の蒸発による熱放散

水1 gが水蒸気になるとき，0.585 kcalの気化潜熱を奪う．気化潜熱は皮膚温を下げる．汗は体表を広範囲に濡らすことができるので，効率のよい熱放散方法である．汗は血漿から生成され皮膚の汗腺から排泄される．

大量の発汗によって減少した血漿量は，細胞内液から間質液へ移動した水により補われており，実際の血漿量の減少は発汗量の10%程度である．発汗による体温調節を図3.21に示す．

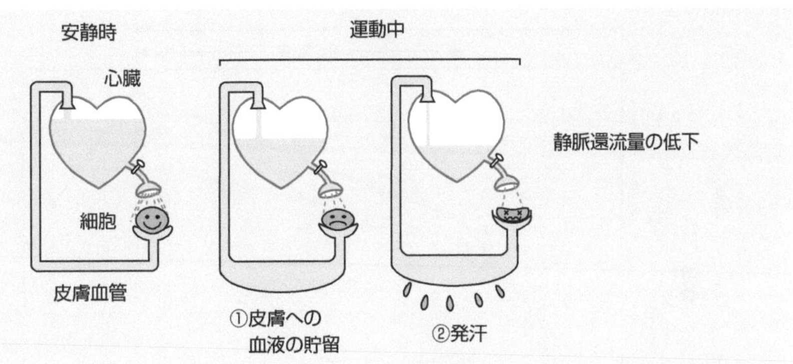

図 3.21　発汗による体温調節
運動中の体温の上昇は，皮膚への血液の貯留，発汗をひき起こす．これにより，静脈還流量が低下し，循環調節系に負荷が生じる．

C.　暑熱環境下で運動するときは水分補給が大切

暑熱環境下で運動するときは，体水分管理を意識して行うことが必要である．暑熱環境下で運動を行うと，筋肉の熱産生により体温が著しく上昇する．その結果，体からの放熱を増すために，発汗が増大する．これは静脈還流量を低下させ，心拍出量の低下を導く．

運動時の適切な飲水は重要である（図3.22）．暑熱環境下での飲水に関する研究例を図3.23に示した．暑熱環境下で運動を行い，飲水の代わりに静脈内に輸液を行ったときの体温の変化を比較した結果である．同じ強度の運動をしても，輸液をした群は輸液をしない群に比べて，体温の上昇が抑えられている．すなわち，運動中の適切な飲水は，循環血液量を増し，皮膚血流量の確保を可能にする．暑熱環境下での運動時に適切に水分を補給することは運動競技能力の維持に重要である．

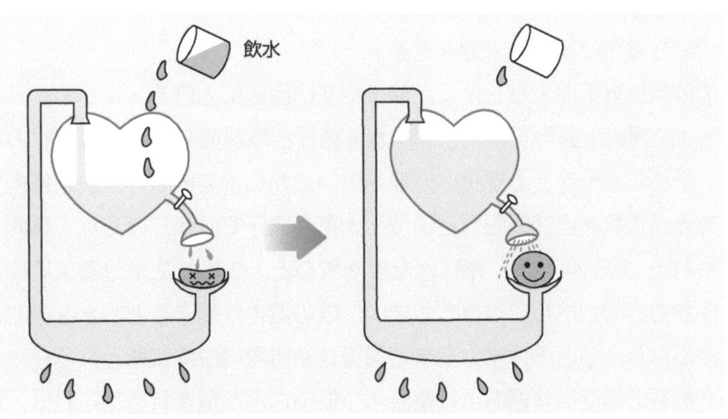

図 3.22　運動時の水分補給の効果
水分補給によって循環血液量を増し，発汗と静脈還流量の低下を防ぐ．

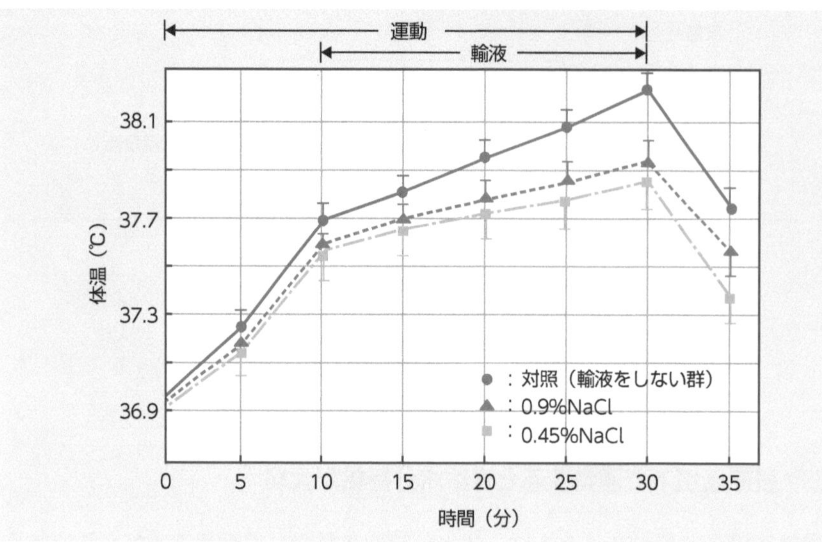

図 3.23　運動時に静脈内に約 500 mL の輸液をした場合の体温変化
0.9%食塩水（生理的食塩水）あるいは0.45%食塩水の輸液をすると体温の上昇が抑制される.
[S. Fortney *et al.*, *J. Appl. Physiol.*, **65**, 519–524 (1988) より]

D.　どんな水分をいつ摂取するべきか

運動時の水分補給の方法は，運動の種類，強度，気温，あるいは運動する人の年齢，性別，身体の状態によって異なる．現在，水分補給の方法は運動前，中，後に分ける方法が推奨されている．

a.　運動前

①運動の前日に十分な水と栄養の補給を行う．

②運動の約 1 ～ 2 時間前に 500 mL の水を飲む．

運動の前に，十分に水分を摂取し，余分な水分を排泄し細胞内外の水分分布が平衡になった状態をつくる．

「早朝のコップ 1 杯の水」とよくいわれるが，睡眠中の水分損失を補ううえで意義がある．

b.　運動中

①できるだけ早めに水分をとる．

②飲料は外気温よりも低く，飲みやすい容器に入れる．

③1 時間以上運動する場合は，水に糖質と電解質をプラスしたものが望ましい．

早めに水分をとる理由は，喉が渇いてから水を飲むと，脱水傾向になるからである．これを自発的脱水という．大量の発汗では水だけでなく体内の電解質も失われる（図 3.24（A））．単に水だけを飲むと，失われた水分量まで飲む前に，浸透圧がもとのレベルになってしまい，喉の渇きが弱まると，水を飲むのを止めることになり，もとの体水分量まで回復せず自発的脱水状態となる（図 3.24（B））．

飲料の温度は体温および室温より低いことが望まれる．これは，体内の温度が

図 3.24　自発的脱水のしくみ

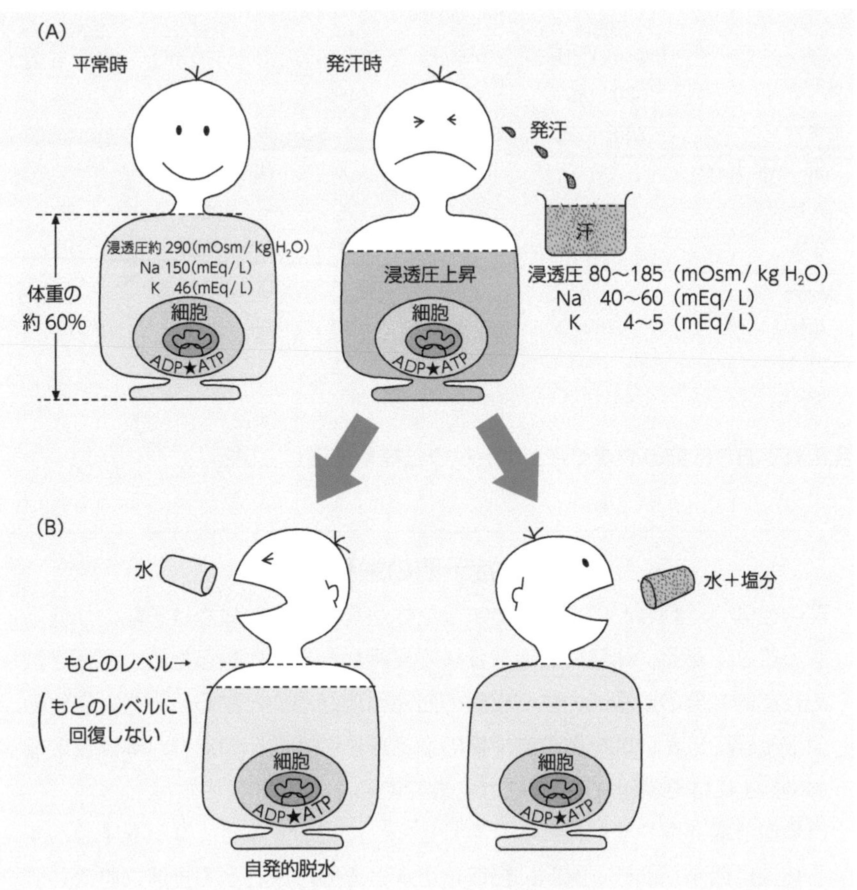

胃の中の水に移動し体温を低下させる効果があるからである．しかし，水温が低すぎると消化管機能を阻害する可能性があるので，運動中に氷水をがぶ飲みすることは望ましくない．また，薄い味がついている場合は飲みやすくなり，飽きずに飲み続けることができる．お茶や水はエネルギーを含まないが，スポーツドリンクは，2 g/ 100 mL 〜 6 g/ 100 mL の果糖ブドウ糖液糖により味付けされており，エネルギーを含む(表 3.16)．

c.　1時間以上運動を継続する場合

筋肉収縮に必要なエネルギーは，体内の糖質，脂肪，タンパク質からつくられる．糖質は体内貯蔵量が少なく，数時間運動を継続する場合，約 1 時間で血糖値が低下し始める．したがって，水に糖質をプラスし，経口的にエネルギーを補給することが望ましい．1 時間に 30 〜 60 g の糖質を摂取すると疲れにくくなる．

また，汗にはナトリウムが含まれている．大量発汗時にはナトリウムの喪失を考慮する必要があり，0.5 〜 0.7 g の食塩を 1 L の水に溶かしたものを飲むことがすすめられている．市販のスポーツドリンクや経口補水液には糖質と電解質が

	浸透圧 (mOsm/kg H_2O)	Na^+ (mEq/L)	K^+ (mEq/L)	糖質 (mg/100 mL)	エネルギー (kcal/100 g)
汗	80~185	40~60	4~5		
血漿	280～290	135～150	3.5～5.5	80～99	
スポーツドリンク				(果糖ブドウ糖)	
A社	340	21	5	6200	25
B社	290	17	2	4700	19
経口補水液				(果糖ブドウ糖)	
C社	260	50	20	2500	10

表3.16　汗，血漿，スポーツドリンク，経口補水液の組成

含まれており，飲みやすく水とナトリウム補給に適している．

熱中症予防の栄養学

熱中症は，運動などによってたまった体熱を体外に放散させる能力が低下することである．体熱は血液を介して皮膚から放散されるため，発汗を含め経皮的な熱の放散能力は，皮膚の血液循環が重要となる．一方，皮膚の血液循環の確保には総循環血液量の増減が影響する．つまり，体熱放散能力の向上には循環血液量の増加が必要である．

循環血液量を増やすために水や塩分を多めに摂取すると，腎臓を中心とする体液調節系が働き，過剰に摂取した水と塩分は尿として排泄されてしまう．循環血液量は何重もの調節系で一定範囲に厳密に調節されているためである．

飲水と規則正しい食生活が熱中症と脱水の予防の基本である．タンパク質の十分な摂取は血漿膠質浸透圧に不可欠な血中タンパク質の減少を防止し，血漿量を増加させる．つまり，気温が上昇する前から，定期的な運動とタンパク質摂取によって，循環血液量を増加させることができる．これは，体熱放散能力の向上，すなわち熱中症の予防になる．

d. 運動後の水分補給と食事

水分不足と同じように，水分過多にならないように運動後の適切な水分補給をする．食事も運動によって使われたエネルギーだけでなく，電解質および水をもとのレベルに回復させるものである．激しい運動は食欲を減退させる場合があるが，食べやすい食事を工夫し，十分な食事をとることが疲れを回復させ，ベストコンディションを保つカギとなる．

1）体内の水は，細胞内液と細胞外液の2つに分けられる．細胞外液は，さらに間質液（組織液）と血漿に分けられる．

2）代謝水の量はエネルギー代謝に依存し，1日平均約250 mL程度である．

3）食事，飲水，代謝水により体内に入った水と，汗，尿，糞便，不感蒸泄により体外に出た水との差が体水分収支となる．

4）飲水は，脱水を補正する行動である．体水分が十分なとき，喉の渇きはなく，飲水行動も起きない．

5）筋肉収縮による熱産生は，筋肉組織の局所的な体温上昇をもたらす．

6）暑熱環境下での運動時は，体水分管理を意識して行うことが必要である．

7）運動あるいは競技の前に，十分に水分を摂取し，余分な水分を排泄して細胞内外の水分分布が平衡になった状態をつくる．

8）飲料水の温度は体温および室温より低いことが望まれる．

9）市販のスポーツドリンクや経口補水液には糖質と電解質が含まれており，飲みやすく水とナトリウム補給に適している．

4. ウエイトコントロールと食事

4.1 エネルギーの収支バランス

ウエイトコントロール（体重の調整）には，エネルギー摂取量とエネルギー消費量のバランスが大切である．エネルギー摂取量がエネルギー消費量を上回り，この状態が定着すると体脂肪が蓄積し，肥満になり，競技能力が低下する．一方，エネルギー摂取量がエネルギー消費量を下回れば，やせが起こり，筋肉量の減少だけでなく体内のエネルギー源不足による競技能力の低下と疲労が残りやすくなる．エネルギー摂取量とエネルギー消費量の評価法を表 4.1 に示した．

たとえ正確な評価法を用いたとしても，必要なエネルギー摂取量やエネルギー消費量は日々変化するものであることを念頭に置き，あくまでも目安として使用する．評価をもとに数日から 1 週間程度過ごし，体重の変動がほとんどなければ，エネルギー摂取量と消費量は均衡が保たれているということになる．その期間の食事調査から算出したエネルギー摂取量から，ある程度の推定エネルギー必要量を推測できるが，エネルギー必要量を正確に測定することは難しい．エネルギー消費量の測定は，呼気中の酸素および二酸化炭素の濃度と容積を分析して熱量を求める間接熱量測定法がほとんどである．間接法には短時間のエネルギー代謝を評価するダグラスバッグ法や，一呼吸ごとに呼気ガスを分析するブレス-バイ-ブレス法などがある．1 日から数日間の評価には，直接熱量測定法であるヒュー

表 4.1　エネルギー摂取量とエネルギー消費量の評価法

エネルギー摂取量	エネルギー消費量
24 時間思い出し法 食物摂取頻度調査法 自記式食事歴法 生体指標法 食事記録法（秤量法，目安法） 陰膳法	生活時間調査法（タイムスタディ法） 心拍数法 ダグラスバック法（ブレス-バイ-ブレス法） ヒューマンカロリーメーター法 加速度計法 二重標識水法

二重標識水法

酸素と水素の安定同位体，^{18}O と重水素（^{2}H または D：deuterium）を用いる方法である．これらを多く含む標識水（$^{2}H_2{}^{18}O$）は，体内に入っても崩壊しにくいという特徴をもつ．安定同位体は体内の水分と均一に混ざり合った（平衡状態）後，おおよそ 1 ～ 2 週間かけて排泄される．^{18}O は水（$^{2}H_2{}^{18}O$）や，呼気ガス中の二酸化炭素（$C^{18}O_2$）として排出される一方，^{2}H は水（$^{2}H_2{}^{18}O$）としてのみ排出される．身体活動量が多い人では，酸素を多く使用する（呼気中へ排出される）ため，体水分中の ^{18}O の濃度が速く薄くなる．この 2 つの同位体の排出率の違いを利用し，尿中に排泄される安定同位体を分析してエネルギー消費量を推定することができる．

マンカロリーメーターなどの高額かつ大掛かりな装置が必要となるが，活動内容が限定される．現時点でエネルギー消費量を最も正確に測定する方法は二重標識水法である．対象者にあまり負担をかけることなく評価できる．二重標識水法に近い値を得ると考えられているのが，加速度計法である．最近では，3次元計測法を用いることで，より日常生活の動きに近い精確なエネルギー消費量を推定できるようになっている．生活時間調査法（タイムスタディ法）は，従来から一般的に用いられているが，運動強度を把握する指標に問題があると考えられている．運動時の心拍数を把握し，基礎代謝量を実測することで精度が上がる．表4.1に示すいずれの評価法においても，評価の目的と対象者の状況（身体組成・生活習慣）や環境によって使い分ける必要がある．

エネルギー消費量は安静時代謝量（基礎代謝量，睡眠時代謝量），食事誘発熱産生，身体活動（活動代謝量）からなる．このうち基礎代謝量には，さまざまな求め方がある（表4.2）

表 4.2　基礎代謝量の求め方

日本人の食事摂取基準（2020年版）	基礎代謝基準値（kcal/kg 体重/日）×体重（kg）	標準的な体格のヒト
ハリスベネディクトの式	男：66.47＋13.75×体重（kg）＋5.0×身長（cm）－6.75×年齢（歳）	国際的に使用されるが，日本人では過大評価
	女：655.1＋9.56×体重（kg）＋1.85×身長（cm）－4.68×年齢（歳）	
国立健康・栄養研究所の式（2007）	{0.0481×体重（kg）＋0.0234×身長（cm）－0.0138×年齢（歳）－（男性：0.4235，女性：0.9708）}×1000/4.186	筋肉質で BMI が 30 kg/m² 以上になるとやや誤差大
国立スポーツ科学センターの式（2005）	除脂肪体重（kg）×28.5 kcal	スポーツ選手用．対象者によっては過少評価

4.2 ウエイトコントロールに適する運動の種類

ウエイトコントロールとは，単純に競技能力の向上だけでなく，試合当日に最大限のパフォーマンスを発揮させるなどの目的に合わせて体重管理（減量，増量，維持）をすることである．一般的な減量は，除脂肪量を保ち，体脂肪量のみを減少させることが理想的とされるが，確実に体脂肪だけを減少させるためには，ある程度の期間が必要である．増量においても，ただ筋量を増大させればよいというわけではない．競技の特性，個々のスポーツ選手の状態に合わせて，パワーやスピードを高める増量を実施しなければならない．

体組成の評価法（表4.3）は，従来からの水中体重秤量法が最も信頼度が高いと考えられ，他に空気置換法，DEXA（デキサ）法（図4.1），インピーダンス法などがある．

それぞれの測定原理や特徴により得られる値は異なるのが現状である．まずは自分の体組成を知り，継続的に測定できるとよい．多くの競技のアスリートは，できるかぎり除脂肪量が多く体脂肪量の少ない身体づくりを目指す．生命維持に重要な役割をはたす体脂肪は過度に減らさず，通常期は男性は5%，女性は12%を下回らないように注意する．女性の体重は，月経周期によって体重が大

評価法	内容
皮脂厚法	上腕背部，肩甲骨直下の皮脂厚を測定して求める
インピーダンス法	微弱電流の通電により求める
近赤外線法	近赤外線の脂肪部分での特異性を利用して求める
水中体重秤量法	アルキメデスの原理を応用し，水中に没することにより求める．密度法
空気置換法	カプセル状の容器に入ることにより生じる，入る前との空気の圧力変化から求める
DEXA 法	二重エネルギー X 線吸収法．非常に弱い 2 種類の異なる波長の放射線を使用して求める
超音波法	高周波音波が皮膚を通過して筋膜で反射することを利用して求める．

表 4.3　体組成の評価法
DEXA：Dual Energy X-ray Absorptiometry

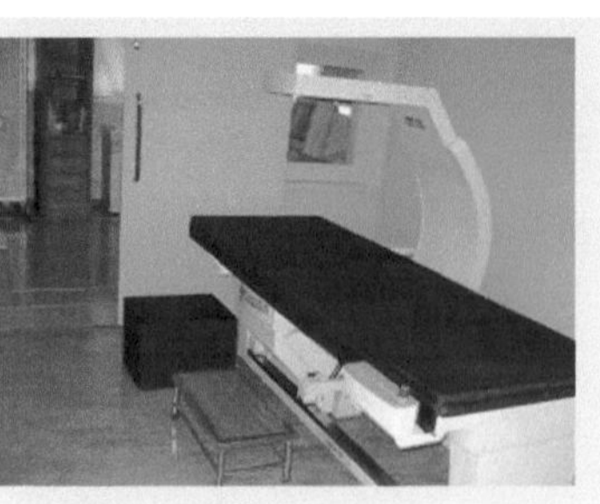

図 4.1　DEXA 法の測定装置

きく変動する場合もあることを理解し，月経によるコンディションについても把握しておく必要がある．

アスリートの減量方法は多岐にわたり，以前までの短期間減量では，利尿剤使用，絶食，減食が行われ，試合当日には減量前の体重に戻すという流れがあったが，現在では計量が当日もしくは試合直前に改訂されている．許容される試合前1週間の減量幅や減量方法は，計量から試合までの時間と試合日数によって異なる．減量計画は，まず減量する量を決定する．次に，期間・トレーニング・栄養管理を組み合わせて詳細な計画を立てていく．減量時には，ジョギングなどの比較的低強度の運動を長時間実施することが多く，アーティスティックスイミングの選手にウォーキングを進めて減量に成功した例もある．また，運動量の増加だけでなくレジスタンストレーニングを導入すると除脂肪量の維持が期待できる．

増量は選手にとって減量するよりも困難な場合が多い．特に除脂肪量を増加させるには，たくさん食べればよいという単純なものではなく，通常のトレーニングよりも刺激の強いトレーニングが必要となる．除脂肪量を増加させるためには自体重を用いたトレーニングよりも，フリーウエイトを用いた筋力トレーニングが推奨される．さらに，大殿筋（お尻）・大腿四頭筋（太もも前面）・ハムストリング（太もも後面）・広背筋（背中）・大胸筋（胸）といった大きな筋群と，複数の関節が関与する多関節運動を選択し，全身を鍛えることが必須である．多関節運動の代表格でもあるスクワットは，立ち上がったり，しゃがんだりする動作の中に股関節，膝関節，足関節のおもに3つの関節の屈曲・伸展動作が入る．その上さらに，身体の中で一番大きな筋肉である大腿四頭筋などを使用し，複数の関節にまたがって多くの筋肉が使用される分，エネルギー消費量も単関節運動（1つの関節だけが関与する運動）に比べて大きくなる．これまでのトレーニング経験によってプログラムの内容（頻度，部位，負荷重量，タイミング，期間）などを，食事や睡眠に配慮しながら調整し，トレーニングの質を保って実施する．さらに，体脂肪が少ない選手は，まずは全体的なエネルギー摂取量を増加させ，体脂肪量を増やすほうが除脂肪量の増量には効果的な場合もある．トレーニングの増加が，選手の疲労蓄積や通常練習の妨げになるようであれば，食事量の調整に重きを置くか，食事とトレーニングを併用するべきである．いずれにおいても定期的に体組成をモニタリングし，トレーナーやスポーツ栄養士のサポートをうまく活用するとよい．

4.3 ウエイトコントロールは食事とトレーニングで行う

ウエイトコントロールは，体重を減少または増加させる身体の準備が整っている状態であるかを把握することから始まる．アスリートは運動によって多くなっ

RED-S*1			
メンタル*2	消化器	免疫	月経機能*1
	心血管系	内分泌系	骨の健康*1
	成長発達	代謝系	
		血液	

＊1 2007年にアメリカスポーツ医学会が定義した女性アスリートの三主徴（FAT）
＊2 RED-Sと強い相互作用

表4.4 RED-Sが健康に与える影響
［M. Mountjoy *et al.*, *Br J Sports Med*, 48, 491–497（2014）より］
RED-S：Relative Energy Deficiency in Sport

RED-S				
持久能力の低下	筋力低下	スポーツ障害のリスク	トレーニング反応の低下	協調運動の低下
グリコーゲン貯蔵低下	抑うつ	易刺激性	集中力の低下	判断力の低下

慢性的なエネルギー不足は，競技パフォーマンスを低下させるだけでなく，選手生命を脅かす危険性をはらんでいる

表4.5 慢性的なRED-Sがアスリートの健康とパフォーマンスに与える影響（有酸素性および無酸素性作業能力）
［M. Mountjoy *et al.*, *Br J Sports Med*, 48, 491–497（2014）より］
RED-S：Relative Energy Deficiency in Sport

た必要量分のエネルギーを補給できずにエネルギー不足状態に陥る場合がある．国際オリンピック委員会（IOC）は，2014年に「スポーツにおける相対的エネルギー不足（Relative Energy Deficiency in Sport：RED-S）」がアスリートの健康に与える影響として表4.4，慢性的なRED-Sが健康とパフォーマンスに与える影響（有酸素性および無酸素性作業能力）として表4.5のように示している．最新版（2018年）では，相対的エネルギー不足は女性だけの問題ではなく，男性選手においても起こり得ることも示されている．

減量後は基礎代謝量やエネルギー消費量が減少することが予想され，それに合わせてさらにエネルギー制限を行う必要がある．トレーニングによる消費量と食事から減らす内訳をより具体的に設定し，計画を立てなければならない．増量の場合は，日頃の練習に加えてレジスタンストレーニングを実施しながら，エネルギーバランスを正の状態にする必要がある．筋肉量が増え，体重が増加すると基礎代謝量やエネルギー消費量も必然的に多くなる．したがって，より一層食事量を増やさなければならない．この原理を理解したうえで，選手自体が，増量するだけの余力があるか，体重増加後も維持できる能力があることを確認する．

エネルギー摂取量を増減する際に，エネルギー源となる糖質，脂質，タンパク質の栄養素のバランスを著しく乱す内容の食事はいずれ限界を迎える．摂取量だけでなく，質やタイミングもトレーニングと同様に重要である．特にタンパク質のとり方についての関心度は高く，これまでタンパク質摂取推奨量の把握には，研究手法として窒素出納法が用いられてきた．しかし近年，過小評価の可能性が示されたこともあり，アミノ酸が燃焼して排出される二酸化炭素を計測するIAAO（指標アミノ酸酸化）法が注目を集めている．この方法を用いた場合，運動パ

フォーマンスやトレーニング効果を維持または高めるためには，持久系は1.8～2.6 g/kg/日，瞬発系は2.2 g/kg/日のタンパク質摂取が必要であると評価されている．この結果は，単にタンパク質摂取量を増やすだけでなく，同時に分枝アミノ酸（BCAA）を用いてアミノ酸組成を整えることで，より効果的な栄養補給を可能にすることを示している．1回のタンパク質摂取量が多すぎても（40 g/回）少なすぎても（10 g/回）アミノ酸は有効利用されない．そのため，強化合宿中のオリンピック選手に対する栄養サポートには，1回20 g以上のタンパク質を3食でバランスよく摂取し，捕食で不可欠アミノ酸やBCAAを補う方法が用いられている．もちろんこの場合は，体重維持に十分なエネルギー量を確保できていることを前提としている．今後さらに，個々人の競技特性や障害の程度（パラリンピックの場合）に応じた検討が必要になるが，常に新たに発見される情報や知見に敏感であり，選手にとって最適な提案ができる能力が求められる．しかし，増量でも減量でも，ウエイトコントロールを考えるときの基本は，エネルギーバランスであることを決して忘れてはならない．

4.4 ウエイトコントロールの具体例

大学生，高校生を対象とした具体的な事例を示し，トレーニングにおける食事の重要性について述べる．大学生は一人暮らしの日常生活を尊重しながらのサポート，高校生は家族と連携をとりながらのサポートになる．

A. 事例1：サッカー選手の増量

対象：大学男子サッカー部員，年齢22歳，身長174.7 cm，体重61.4 kg，体脂肪率5.3%（水中体重秤量法），ウエイトトレーニング4回/週（下肢・上肢・体幹を組み合わせる）

目標：体重を64 kgまで増やす．体重のうち，除脂肪体重（lean body mass：LBM）を増加させることをめざす．増量するポイントは，以下のとおりである．

①エネルギー消費量よりエネルギー摂取量を増やす（1日500～1,000 kcal多く摂取する）．

②食事の回数を1日4～5回*に増やす．

③トレーニング後，できるだけすみやかに糖質とタンパク質を補給する．

④増量期のタンパク質摂取量として2.0 g/kg体重/日を上限目標にする．

⑤十分な休養をとる．

この5つのポイントをもとに，選手の栄養教育を兼ねた10日間の食事提供を2回行い，継続してアドバイスをすることで目標を達成する．

＊頻度は，講義の間（10～15時），部活・ウェイトトレーニング前後などシーズンや状況に応じて設定する．

a. 選手の現状と改善点

(1) エネルギーの収支バランス　エネルギー消費量は，基礎代謝量を実測し，生活時間調査法および加速度計法で算出した結果，およそ3,000 kcal/日であった．エネルギー摂取量は，1週間の食物摂取頻度調査法と，日々の食事の写真をもとに算出した結果，およそ2,700 kcal/日であった．目標エネルギー摂取量を3,500 kcal/日に設定して集中的に食事を改善する．

(2)食事回数とタイミング　1日の食事回数は3回，間食(補食)はときどきであった．筋肉グリコーゲンの貯蔵だけでなく，筋肉タンパク質分解を抑制するため，トレーニング前後に，おにぎりやパンなどで糖質を補給するように改善する．

(3) 各種栄養素　タンパク質摂取量はおよそ1.4 g/kg体重/日であった．おかずの内容を充実させることで，タンパク質摂取量を2.0 g/kg体重/日とした．糖質の摂取目安量は，1日体重1 kgあたり8～12 gとし，脂質はエネルギー不足の予防も兼ねて総エネルギー摂取量の20%以下にならないように調整した．ビタミン，ミネラル類は健康な日本人を対象に示された日本人の食事摂取基準(2020年版)を参考にし，サプリメントは使用しなかった．

(4)体組成チェック，体調管理　毎朝，一定条件の下(空腹時，排便排尿後，下着のみ)で体重および体脂肪率を測定する．その他，睡眠時間，排便の有無，疲労度，起床時心拍数を日誌に記録することで体調を管理し，フィードバックを行い，期分けに合わせて計画を見直すことで，選手のモチベーション維持にも役立てる．

b. 体組成の変化

食生活の改善とトレーニングをうまく組み合わせることによって，体重が増えずに悩んでいた選手のLBM (除脂肪体重)の増量に成功した(図4.2)．特に栄養管理の行き届いていた期間(4月～6月)は2か月でLBMが2 kg増加した．

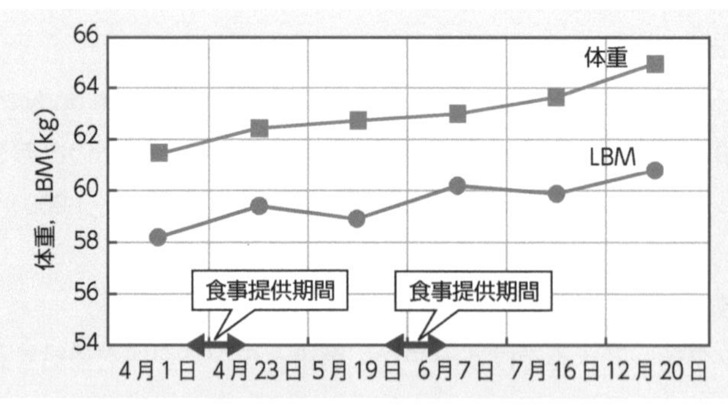

図 4.2　体組成の変化の例
LBM：除脂肪体重

B.　事例 2：レスリング選手の減量

対象：高校男子レスリング選手，年齢15歳，身長170.0 cm，体重67.5 kg，体

脂肪率7.0%，ウエイトトレーニング1回/週

目標：3週間で3.0～4.0 kg体重を落とす．

減量のポイントは以下のとおりである．

①期間と目標を設定する．

②目標に合わせて，エネルギー消費量よりエネルギー摂取量を少なくする．

③LBMを維持し，体脂肪量を減少させる．

④毎日，体重・体脂肪率を計測し，変動をチェックする．

⑤料理提供者である母親に対しても食事のアドバイスを行う．

a. 選手の現状と改善点

(1) エネルギーの収支バランス　エネルギー消費量は実測することができなかったため，計算式にて算出した値を参考にし，2,500～3,000 kcal/日とした．

TEE（kcal/日）＝BMR（kcal/日）×体重(kg)×PAL＋蓄積量

TEE：総エネルギー消費量（total energy expenditure），BMR：基礎代謝量(basal metabolic rate)，PAL：身体活動レベル(physical activity level)

エネルギー摂取量は食物摂取頻度調査法で算出した結果，およそ2,500 kcal/日であった．

(2) 減量中のエネルギー摂取量　体脂肪1.0 kgあたり7,000 kcalの熱量を発生するため，3週間で体脂肪4.0 kgを減少させるためには4.0（kg）×7,000（kcal）÷21（日）＝約1,300（kcal/日）のエネルギー収支差をつくる必要がある．まず，開始から1週間でエネルギー摂取量を約1,500 kcal/日になるように調整した．その後の2週間は，毎日体重をチェックしながらエネルギー摂取量を1,100～1,300 kcal/日に抑えるよう献立を提示しながらアドバイスを行った．

(3) 各種栄養素　おもに体脂肪を減少させ，LBMを維持するため，体重1 kgあたり1.6～2.4 gのタンパク質をとるようにした．糖質は少なくとも体重1 kgあたり3.5 gを下回らないことを目標とした．成長段階であるジュニア期に食事をコントロールして減量する場合，各種栄養素摂取量不足により，健康への影響が懸念されるため，サプリメントで補うことが理想であるが，今回は保護者の意向でサプリメントは使用しなかった．また，トレーニング前後に糖質を摂取させ，十分なトレーニングと疲労回復に努めた．

b. 体組成の変化

トレーニング量を増やすことができない場合の減量では，食事のコントロールが重要であるが，選手と保護者の協力により3週間で3.1 kgの減量に成功した．また，LBMを維持した状態で体脂肪率が減少した(図4.3)．

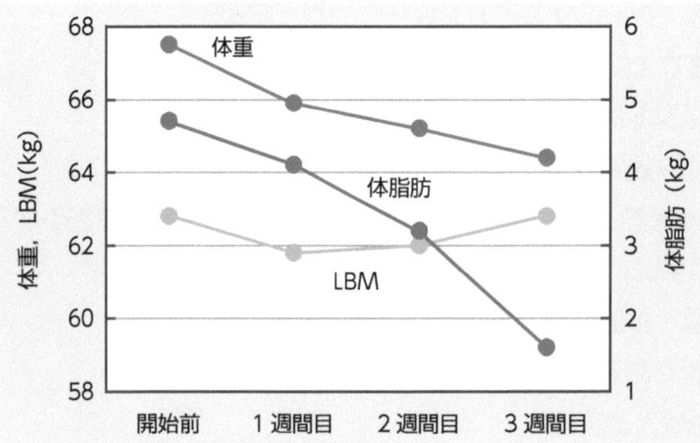

図 4.3　減量期間中の体組成の変動の例

4.5　ウエイトコントロールに大切な食事と運動

生活習慣病の原因としては，①食習慣，②運動習慣，③喫煙習慣，④飲酒習慣などがあげられる．生活習慣病になりやすいメタボリックシンドローム（内臓脂肪症候群）とは，2005年に日本の8学会合同で発表された基準で診断される症候群のことである．内臓脂肪の蓄積（腹囲：男性85 cm以上，女性90 cm以上）に加えて，脂質，血圧，血糖の異常を2つ以上合併する場合は，メタボリックシンドロームと診断される．

生活習慣病予防には，個人の生活習慣を知ることが重要で，そのために事前の調査は欠かせない．食事に関しては，食生活調査を行い，ほかに身体計測（身長，体重，体脂肪率，腹囲など），血液データが不可欠である．運動面では運動習慣調査，体力測定（歩行テスト，筋力，筋持久力測定など），安静時血圧，安静時心電図，場合によっては負荷心電図も必要である．得られたデータから食事指導を含めた生活指導を進める．基準とするものは，日本人の食事摂取基準（2020年版）である．生活習慣病の予防のためには，①バランスのとれた食事，②身体活動量に見合ったエネルギー摂取，③脂肪の摂取量と質，に気をつける必要がある．

アスリートのウエイトコントロールは，個人の特性に合った方法で，種目の特性と質，量など環境や精神面も含めて多面的に考慮して実施する必要がある．また，アスリートが競技能力向上を目的とした場合と，一般人が生活習慣病予防や改善を目的とした場合とではアプローチ方法が異なることを常に意識する．

アスリートは，体重管理の成果を体の動きやパフォーマンスから実感し，自ら体重を管理することが重要となる．状況に合わせてモニタリングを行い，自分自身で評価するだけでなく，コーチやトレーナー，公認スポーツ栄養士など知識が豊富な専門職に相談することで客観的な評価が得られやすい．そうすることで，より効果的にウエイトコントロールを行うことが可能となる.

どんなに食事摂取量を増やしたとしても，意図的にエネルギー消費量を増やしたとしても，エネルギー摂取量とエネルギー消費量が釣り合っていれば体重は維持される. 中にはうまくいかない例もある. その際は, 考えられる要因を挙げ, 個々に合わせた対処法を導き出さなくてはならない．そして，選手にとって苦痛にならないトレーニングと食事計画を，トレーナーやコーチとともに考案する．管理栄養士・栄養士の腕の見せどころである.

健康関連資格

健康を維持・増進させるために安全で効果的な運動を指導する資格として，健康運動実践指導者と健康運動指導士がある．管理栄養士・栄養士は卒業後に健康運動指導士の講習を受け，認定試験に合格，登録することで健康運動指導士資格を取得できる．国家資格ではない．健康運動指導士，健康運動実践指導者養成校で基礎講座を修了した者は，卒業と同時に受験資格が得られる.

1）ウエイトコントロール（体重の調整）には, エネルギー摂取量とエネルギー消費量のバランスが大切である.
2）体脂肪率が低いほどよいのではなく，種目や個人の特性に適した体組成に調整することが大切である.
3）階級別競技種目における減量では，計量から試合までの時間と試合日数によって，減量方法が異なる.
4）除脂肪量を増加させるには，フリーウエイトを用いた筋力トレーニングを活用する.
5）ウエイトコントロールにおける食事は，摂取量だけでなく，質やタイミングもトレーニングと同様に重要である.

5. トレーニング期，試合期，休養期の栄養管理

スポーツ選手は，生体が持つ適応能力を利用し，体力と技術の向上のために日々トレーニングを行う．一方，長期間にわたって高強度のトレーニングを継続することは困難であり，やがて適応の上積みが起こらないプラトーの状態となる．また，高強度トレーニングにより疲労が蓄積すると，オーバートレーニングをひき起こす．この状態に陥ると，代謝系，神経系，免疫系など生体の機能に歪みが生じ，障害や疾患の危険性が高まる．そのため，継続的に体力を高め，試合で高い能力を発揮するためには，トレーニングの年間スケジュールを立て，計画的に実践することが重要となる．

多くの競技では，試合が行われるシーズンがあり，スポーツ選手は，それを目標にトレーニングを積み，能力を発揮できるようコンディションを整えるスケジュールを立てる．また，試合のシーズンが終了すれば，疲労を取り除いたり，怪我を回復させたりして，心身のリフレッシュをする休養期間をとり，次期シーズンに向けてコンディションを整える．多くのスポーツでは，1年間を1シーズンととらえ，トレーニング期，試合期，休養期に期分けし，それぞれのトレーニング計画を立てるとともに，それに応じた栄養管理を行うことで競技能力の継続的な向上を図ることができる．

5.1 トレーニング期の栄養管理

基礎体力，競技体力を高めるには，長期間のトレーニングが必要であり，1年間のうち最も多くの時間をトレーニング期に費やすこととなる．トレーニングによる体力の適応は，身体に過負荷（オーバーロード）を行い，その後の休養により超回復を促すことによって起こる（図5.1A）．過負荷をはじめ，適応を効率化するための運動実施時の原則が古くから提唱されている（NEXT栄養科学シリーズ『運動生理学　第2版』10.1参照）．多くの競技種目では，トレーニング期には，持久力や筋力

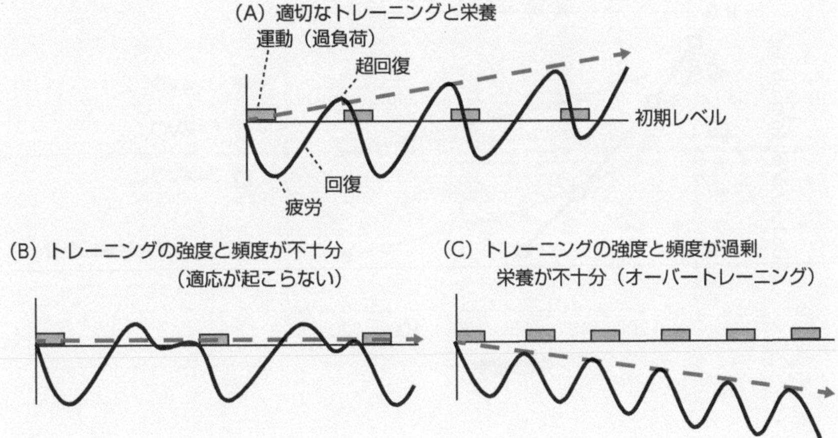

図 5.1　トレーニング・栄養と生体適応

など基礎体力の向上をおもな目的とする．また，強度の高いトレーニングを維持できるように栄養摂取に配慮する必要がある．一方，トレーニングの強度や頻度，栄養が適切に管理されなければ，適応が起こらなかったり，オーバートレーニングに陥ったりする（図5.1B, C）.

A.　グリコーゲン量の回復と維持

体内において，糖質はグリコーゲンおよび脂肪として貯蔵されるが，グリコーゲンの量は脂肪と対照的に非常に少量である．グリコーゲンのおもな貯蔵臓器は肝臓と骨格筋であるが，前者は血液中にグルコースとして放出されて血糖維持に貢献し，後者は筋収縮時のエネルギー基質として利用される．そのため，グリコーゲン量が枯渇してしまうと，末梢性ならびに中枢性の疲労につながり，強度の高いトレーニングを維持するのが難しくなる．運動中のグリコーゲン消費量は，運動の強度に依存して増加する（3.4参照）．たとえば，サイクリング運動を最大運動強度の64%で120分行った場合，筋のグリコーゲン量は20%程度にまで減少する（図5.2）．そのため，消費したグリコーゲンをすみやかに回復させ，翌日の練習に備えることが望ましい．

グリコーゲンの貯蔵量を維持するには，食事における糖質摂取量を確保することが重要である．低強度の運動の場合は体重1 kgあたり3～5 g/日，中～高強度運動の場合は7～12 g/日の炭水化物を強度，時間に応じて摂取することを推奨している（6.1参照）．また，減少したグリコーゲン量を回復するためには，運動後の食事において糖質を摂取することに加えて，その摂取タイミングに留意する．運動直後はグリコーゲン合成酵素活性が高まっているため，すみやかに糖質を摂取することで，効率的にグリコーゲンを回復させることができる．同量の糖質を2時間後に摂取した場合と比べて，運動直後に摂取した場合では，回復効率が2

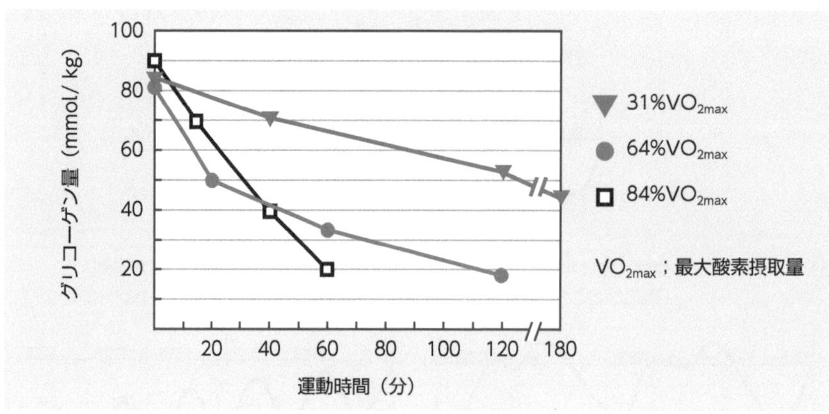

図5.2　サイクリング運動による筋グリコーゲン量の減少
運動時間が長いほど，また運動強度が高いほど筋グリコーゲン量は減少する．
［P. D. Gollnick *et al.*, *J Physiol*, **241**, 45–57 (1974) より改変］

倍以上高まることが知られている（図3.10参照）．また，糖質を単独で摂取するよりも，タンパク質と食べ合わせることでグリコーゲンの回復が早まる（図2.6参照）．しかし，グリコーゲンは際限なく貯蔵できないため，過剰な糖質摂取には注意が必要である．

B.　筋肉づくりの促進

一般に，筋力は筋肉量に依存することから，タンパク質の合成を促し，筋線維を肥大させることが筋力向上への近道となる．レジスタンス運動は，筋肥大を促すトレーニング法として広く知られている．レジスタンス運動の効果を引き出すためには，筋タンパク質の材料となるアミノ酸プールを維持しておくことが重要である．そのため，食事からのタンパク質摂取量を十分確保し，体内の窒素出納を正にしておく必要がある．エネルギー摂取量が満たされている場合，1日あたりのタンパク質必要量は，持久系運動選手では1.2～1.4 g/kg，瞬発系運動選手では1.2～1.7 g/kgとされている（ACSM* Position Stand, 2009）．そのため，アミノ酸価の高いタンパク質を，朝，昼，夕3度の食事でバランスよく摂取することが望ましい．また，運動の直前直後には筋タンパク質合成が活発になる．筋肥大効果を高めるには，運動実施のタイミングに合わせたタンパク質摂取が効果的である（図5.3）．さらに，インスリンがタンパク質合成を高めることから，タンパク質のみでなく，糖質と食べ合わせることで効率的な筋肉づくりにつながる．このように，筋肉づくりを効率化するには，食事の質，量だけでなく，タイミングや食べ合わせが重要である．

＊ ACSM：アメリカスポーツ医学会

図 5.3　タンパク質摂取タイミングとトレーニングによる骨格筋量の増加
トレーニングによる筋肥大効果は，運動の直前直後にタンパク質を摂取した群で大きい．また，その効果は速筋線維で顕著である．
[P. J. Cribb *et al.*, *Med Sci Sports Exerc.*, 38, 1918-1925 (2006) より改変]

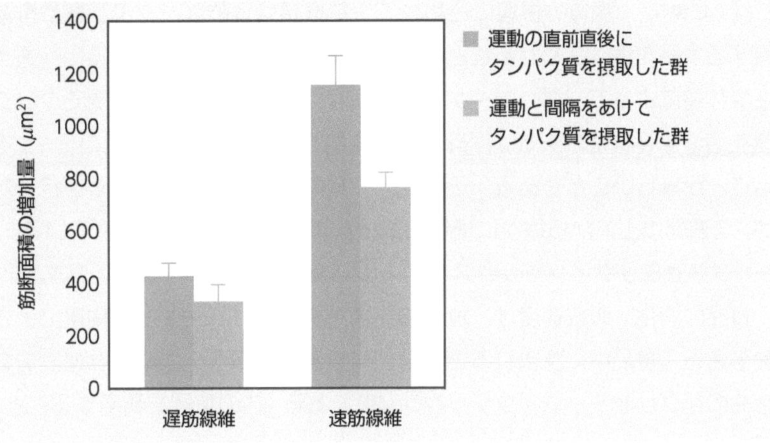

5.2　試合期の栄養管理

トレーニング期に培った能力を試合で生かすためには，故障や疾病罹患のないことはいうまでもなく，心身ともに高いパフォーマンスを発揮できる状態に調整することが望ましい．そのため，コンディションのピークを試合日に合わせられるように，練習内容とともに栄養摂取に留意する．試合中においても，脱水，疲労を防ぎ，パフォーマンスを維持できるよう，水分，栄養の補給方法について計画を立て，準備しておく．特にグリコーゲン量の枯渇や血糖の低下，脱水を防ぐ観点から，糖質や水分，微量栄養素の摂取に配慮する．

A.　試合前の調整期

ベストパフォーマンスを発揮できる体重を維持するため，エネルギー摂取量とエネルギー消費量のバランスには留意するべきである．また，骨格筋と肝臓にグリコーゲンが十分に貯蔵された状態で試合当日を迎えることができれば，持久力や集中力の維持につながる．グリコーゲンは，食事量の減少や身体活動により消耗し，糖質を摂取することで回復する．また，枯渇時にはグリコーゲン合成酵素が活性化するため，このときに糖質を摂取することで平常時の2倍以上にまで貯蔵量を増加させることも可能である．このことをうまく利用し，試合前の食事を調整して試合当日にグリコーゲン量を増加させることができれば，有利となる．

a.　グリコーゲンローディング

スポーツにおいて，一時的にグリコーゲン量を増加させる方法をグリコーゲンローディングと呼び，持久系スポーツ現場を中心に，古くから取り入れられてきた（3.4E参照）．糖質の摂取に合わせて，柑橘類や食酢などクエン酸や酢酸を高含有する食品を食べ合わせることでグリコーゲン量の蓄積が早まる．一方，身体特性や体調によって，グリコーゲンの回復率は異なるため，短期間でグリコーゲン量を増減する調整方法では，身体への負担も大きく，試合当日にピークを合わせることが難しいこともある．そのため，極端な糖質摂取量の制限を行わない方法や，2週間以上前から徐々に糖質摂取量を増やす方法も紹介されている．

b. グリセミックインデックス（GI）とグリセミックロード（GL）（表5.1）

食品の消化・吸収速度は，食後の血糖上昇やグリコーゲン蓄積量に大きな影響を与える．食品中に含まれる糖質量を同量とした場合の血糖上昇速度を数値化したものがグリセミックインデックス（GI）である．この指標を利用することにより，

食品	GI値（グルコースを100とした値）	1食分の食品重量（g）	1食分に含まれる炭水化物量（g）	GL値
穀類・いも類				
コーンフレーク	80	30	26	21
もち	78	25	21	17
フレンチフライ	75	150	29	22
ベーグル	72	70	35	25
クロワッサン	67	57	26	17
うどん	62	180	48	30
スイートポテト	61	150	28	17
米飯（ジャポニカ米）	48	150	38	18
スパゲティ（ゆで10～15分）	44	180	48	21
オールブラン	42	30	23	9
果実類				
パイナップル	59	120	13	7
バナナ	52	120	24	12
ブドウ	46	120	18	8
オレンジ	42	120	11	5
リンゴ	38	120	15	6
飲料類				
スポーツドリンク*	78	250（mL）	15	12
コーラ	58	250（mL）	26	16
オレンジジュース	50	250（mL）	26	13
グレープフルーツジュース	48	250（mL）	22	11
リンゴジュース	40	250（mL）	29	12
トマトジュース	38	250（mL）	9	4

＊ゲータレード（Gatorade）における結果

表5.1 グリセミックインデックス（GI）とグリセミックロード（GL）

GL値＝GI値/100（g）×1食分に含まれる糖質量（g）

GI値70以上を高GI（□），56～69を中GI（□），55以下を低GIとした．

GL値20以上を高GL（□）とした．

［K. Foster-Powell *et al.*, *Am J Clin Nutr.*, **76**, 5–56（2002）より改変］

図 5.4 グリセミックインデックス(GI)と筋グリコーゲンの回復
高 GI 食品を摂取した群のほうが，グリコーゲン量の回復効率が高い.
［L. M. Burke *et al.*, *J Appl Physiol.*, **75**, 1019–1023 (1993) より改変］

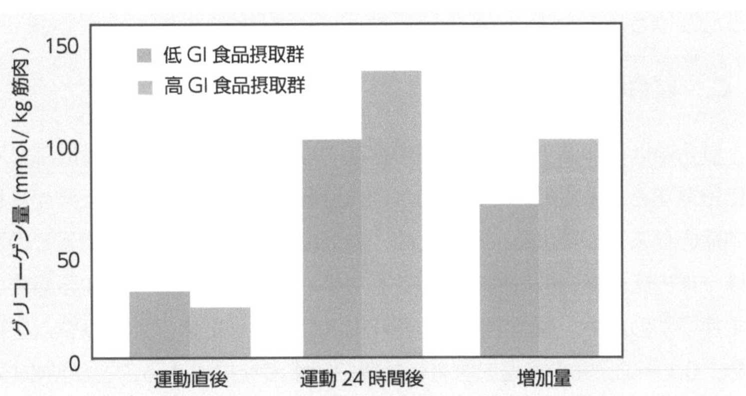

目的に応じて食品を選択することができる．運動後に高GIの食品を摂取することで筋グリコーゲン量の回復効率が高まる（図5.4）．一方，一定の血糖を長時間にわたって維持したい場合は，GIの低い食品が推奨される．

GIは，グルコースを100とした相対値で表され，数値としてわかりやすいものの，実際には食品の種類によって1回あたりの摂取量は異なるため，実態にそぐわないことがある．一方，食品の1回あたりの摂取量を考慮し，その時の血糖上昇速度を数値化したものをグリセミックロード（GL）といい，GIにその食品の標準摂取量(サービング)あたりに含まれる糖質量(g)を乗じ，100で割ることによって求めた値である．1食分の値で表されるため，実際の食生活において，活用しやすいという利点がある．たとえば，GIではうどん62，スパゲティ 44であるが，GLではそれぞれ30，21となり，比較的GLの高い食品となる．

B. 試合前，当日の栄養管理

試合が近づいてくると精神的緊張が高まり，消化・吸収機能が低下することがあるため，過食や難消化性成分の摂取には注意する．また食欲の低下から血糖やグリコーゲン量の低下も起こりやすいため，嗜好性も考慮しながら，消化のよい糖質主体の食事を摂取する．

食後しばらくの間は食物の消化，吸収が行われ，消化器の働きが活発になるとともに全身に栄養素が運搬されるまでに一定の時間が必要である．また，食後の血糖上昇にともなってインスリン分泌が高まり，体脂肪の分解が阻害される．このことによって，エネルギー源となる血液中の遊離脂肪酸濃度が低下し，円滑な有酸素代謝が損なわれる可能性がある．そのため，試合前の食事は，少なくとも2時間前には食べ終え，消化，吸収が落ち着き，血糖が安定した状態で試合に臨むことが望ましい．不慣れな食品，食事形態を避け，衛生面に留意するとともに，生ものの摂取を控える．糖質や微量栄養素を含み，消化のよい食品を摂取するよう心がける.

C. 試合中の栄養管理

試合中は，体温上昇による熱中症を防ぐため，環境，発汗量に応じて水分補給に留意する．多量の発汗にともない体液量の減少や浸透圧の上昇が生じると，熱中症のリスクが高まる．そのため，強度の高い運動や暑熱環境下での活動の際には，体内諸機能の恒常性を維持するため，適切に水分を補給する必要がある．熱中症予防のため，運動中には，発汗により減少した水，ナトリウムを補給するため，0.1 ～ 0.2%の食塩を含有した経口補水液を摂取することが望ましい．

また，運動が長時間に及ぶ場合は，血糖低下を防ぐため，糖質の摂取を考慮する．しかし，多量の糖質を摂取すると，急な血糖上昇を招き，一時的に高インスリン状態となる．この状況で運動を行うと，インスリンの作用に加えて筋収縮によるグルコースの取り込み作用により，極端な血糖低下を招いてしまう．そのため，血糖を安定させ，消化器系への負担の小さい軽食や飲料に留めるべきである．多くのスポーツドリンクにはナトリウムに加えて少量のグルコースやフルクトースが含有されており，血糖維持にも適している．

D. 試合後の栄養管理

多くの競技では，試合中に体力を使い果たし，試合後は心身ともに疲弊する．強度の高い運動を長時間維持しなくてはならないマラソンやサッカー，ラグビーのようなスポーツでは，試合によって大部分の貯蔵グリコーゲン量を使い果たす．また心肺機能の疲労，免疫機能の低下，自律神経バランスの乱れなどの症状をきたすことがある．疲労状態からすみやかに回復するため，休養に努めるとともに，糖質，ビタミン，ミネラル，水を摂取して，失われたグリコーゲンや体液の回復を促す．また，競技によっては数か月にわたって頻繁に試合が開催されるものがあり，トレーニング期や試合前調整期の栄養管理に準じて，グリコーゲンの回復，貯蔵を促すことが望ましい．

E. 試合形式による競技特性と栄養管理

身体活動のおもなエネルギー源は糖質と脂質であり，安静時および低強度の運動時にはそれらの利用割合は概ね同じである．糖質の利用割合は運動強度に依存する．運動強度を徐々に高めて，血中の乳酸値が急に上昇し始める時の運動強度を乳酸閾値というが，乳酸閾値を超えると糖質の利用割合の増加は顕著になる．そのため，運動強度の高い競技種目では，糖質の食事エネルギー比率を重要視すべきである．

5.3 休養期の栄養管理

休養期は，試合期の疲労を取り除くとともに，次のシーズンへ準備する移行期として位置づけられる．長期間にわたって，身体機能を高めるには，休養期をうまく活用し，オーバートレーニングに陥ることを未然に防ぐことが重要である．この休養期では，一定期間の完全オフ(無負荷)を設けるだけでなく，低強度の運動，レクリエーション活動を取り入れ，身体と精神の積極的休養をはかる．このことにより，次シーズンのトレーニング期における質の高い運動メニューをこなせるようになり，効率のよい適応を得ることが期待できる．また，この時期に今シーズンの評価を行うとともに次シーズンの目標を設定し，年間スケジュールを立てることとなる．

A. 休養期のトレーニングと栄養管理

試合期における身体的疲労や精神的ストレスを取り除き，また運動器の損傷など故障がある場合は，それらを回復することに努める．たとえば1週間単位の無負荷の時期を織り交ぜながら，ストレッチや体操により柔軟性を高めるとともに，持久力，筋力を維持するためのジョギングや低強度レジスタンス運動を行い，基礎体力の過度な低下が起こらないように努める．また，レクリエーションとしてのスポーツを取り入れ，体力の維持のみならず精神的なストレス軽減に努める．休養期の終盤に入ると，少しずつ運動の量を増やし質を高め，トレーニング期に向けて，身体を馴化させる．

食事においても休養期の目的に照らしたとり方が必要である．身体活動量が低くなるため，トレーニング期や試合期と食事量が変わらない場合，相対的にエネルギー出納が正になり，過体重を招いてしまう．またタンパク質摂取量についても，体タンパク質の合成率が高まっていないため，トレーニング期ほど摂取する必要はない．そのため，エネルギー摂取量に留意し，バランスよく栄養摂取することが重要である．

1）トレーニング期，試合期，休養期に期分けし，それぞれに応じた栄養管理を行うことで競技能力の継続的な向上を図ることができる．
2）運動の量・強度に応じた糖質摂取量に配慮し，グリコーゲン貯蔵量を維持する．
3）運動直後に糖質を摂取することにより，グリコーゲンの蓄積効率が高まる．
4）糖質とタンパク質を同時に摂取することにより，骨格筋におけるタンパク質とグリコーゲンの合成効率が高まる．
5）目的に応じて，GI を考慮した食品をとることが望ましい．
6）試合当日の食事は，遅くとも試合開始 2 時間前までには食べ終えるよう計画することが望ましい．
7）試合中は，体温上昇による熱中症を防ぐため，環境，発汗量に応じて水分補給に留意する．
8）休養期は，エネルギー摂取量に留意し，バランスよく栄養を摂取することが重要である．

6. 運動種目別の栄養管理：最大限のパワーを発揮するために，いつ何を食べるか

6.1 持久系運動の栄養管理

A. 持久系運動での栄養管理の基本

瞬時に発揮するパワーは大きくないものの長時間継続する運動（マラソンやトライアスロン，登山など）を持久系運動という．持久系運動では，長時間全身へ絶えず酸素を供給することが重要である．持久系運動では有酸素系のエネルギー供給に依存する比率が高まり，貯蔵脂肪が主要なエネルギー源となる（図3.6参照）．

持久系運動は試合だけでなく練習にも長時間を要し，運動によるエネルギー消費量も非常に大きいため，運動前は十分にエネルギーを蓄えておく必要がある．特に，運動前のグリコーゲン貯蔵量が持久力にかかわることから，翌日の運動までにグリコーゲン量を回復することが重要なポイントとなる．

持久系運動選手は，ハードトレーニングによる貧血の発症頻度が高い．長時間の酸素供給力が競技成績に直結する持久系運動選手は，酸素運搬を司る赤血球とその構成成分である鉄の摂取は不可欠である．また，持久系運動の選手では，疲労骨折の発症頻度が高い．これは骨代謝に関連するエネルギー摂取量やカルシウムなどの栄養素の摂取量が必要量に満たないことが大きな原因となっている．

つまり，持久系運動選手はエネルギー消費量が大きく，貧血や疲労骨折発症のリスクが高いため，十分なエネルギー，鉄やカルシウムなどのミネラルなど各種栄養素の補給が重要である．その一方で，選手の体格はそれほど大きくなく，体格のわりに多くの食事量を摂取しなければならない．エネルギー源となる糖質を中心に，タンパク質，脂質を1日3食で適切に配分し，十分な量が摂取できない場合には間食で補うようにする．エネルギー代謝に重要なビタミンB群，抗酸化ビタミンであるビタミンC，ビタミンEなども積極的に摂取する必要がある．

一方で，持久系運動選手は体格が大きすぎると，長時間かつ長距離の運動に対する負荷も大きくなるため，減量を行う選手も多い．しかし，エネルギーや多くの栄養素が不足しやすく，急激な体重減少や慢性的な減量は利用可能エネルギーを低下させ，疲労骨折や貧血を招きやすい（7.3B参照）．そのため，減量を行う際は計画的に行い，管理栄養士の指導のもと，エネルギーや各種栄養素の不足がないように注意しなければならない．

B.　持久系運動での効果的な食事の摂取

a.　運動前の栄養管理

持久系運動は，運動前までに糖質エネルギーのグリコーゲンを蓄えておく必要がある．

試合時に90分以上運動を継続する場合は，グリコーゲンローディングを行い，体内のグリコーゲン貯蔵量を最大に高めておくと有利になる．しかし，グリコーゲンローディングは，日常と大きく食事内容を変えることになり，選手に大きな負担となる場合がある．また，グリコーゲン1 gに対し，約3 gの水分を体内に保持するため，その分体重が増加することになる．そのため，事前にシミュレーションを行うなどして効果や影響について確認する必要がある．その際には，糖質代謝に必須のビタミンB_1などビタミンB群の要求量も高まるため，その補給も忘れてはならない．

b.　運動中の栄養管理

長時間の運動でエネルギーの消耗が大きくなると，水分とグリコーゲンの枯渇により大きな疲労感に襲われ，運動の継続が困難になる．運動中はスポーツドリンクなどで，効率よく水，糖質，電解質を補給するとよい．トライアスロンや登山など高強度運動を長時間継続する場合は，水分摂取を行いながら高糖質のエネルギー補給食品などを摂取する必要がある．

c.　運動後の栄養管理

運動で消費したグリコーゲンと水，電解質はすみやかに補給するようにする．アスリートの糖質摂取に関するガイドラインが示されているので，選手それぞれの運動後の回復時間，運動量，時期に合わせて糖質の摂取量を調節するとよい（表6.1）．

また，糖質のみで摂取するよりもタンパク質を同時に摂取するほうが筋肉グリコーゲンの回復を高めることが報告されており，回復期に糖質とタンパク質が同時にとれる食事を準備しておくとよい．

表 6.1　糖質摂取量の目安
[L. M. Burke *et al.*, *J. sports sci.*, **29** (S1), S17–S27 (2011) より一部抜粋]

	状況	糖質摂取量の目安
1 日あたりの糖質摂取量（補給，回復の目安）		
軽度	低強度運動あるいは技術練習	3 ～ 5 g/kg 体重/日
中強度	中強度運動（1 日 1 時間以内の運動）	5 ～ 7 g/kg 体重/日
高強度	持久系運動（1 日 1 ～ 3 時間程度の中強度～高強度運動）	6 ～ 10 g/kg 体重/日
超高強度	持久系運動（1 日 4 ～ 5 時間かそれ以上の中強度～高強度運動）	8 ～ 12 g/kg 体重/日
急速なエネルギー補給（試合や重要なトレーニング期における糖質摂取量の目安）		
通常のエネルギー補給	90 分未満の試合の準備	通常の摂取量として 24 時間あたり 7 ～ 12 g/kg体重
グリコーゲンローディング	90 分以上の試合の準備（持久系運動や間欠的運動）	36 ～ 48 時間かけて 24 時間あたり 10 ～ 12 g/kg 体重/日
急速な回復	次の試合までの回復時間が 8 時間未満の場合	試合後から 4 時間までの間に 1 ～ 1.2 g/kg 体重/時間
試合や練習前の補給	運動開始まで 60 分以上ある場合	運動の 1 ～ 4 時間前までに 1 ～ 4 g/kg

6.2　瞬発系運動の栄養管理

A.　瞬発系運動での栄養管理の基本

短距離走，投擲（とうてき）競技，格闘技系競技のように，瞬時に最大のパワーを発揮する競技を瞬発系競技という．瞬発系競技の選手は，エネルギー供給を無酸素系の解糖系に依存し，そのエネルギー源はおもに糖質となる．

瞬発系運動の選手は，筋肉量を増大させて体脂肪を減少させることに重点をおき，食事もタンパク質の摂取を重視する傾向が強い．しかし，タンパク質の摂取量を多くしても，それが筋タンパク質の合成に利用されるわけではなく，その利用上限は 2 g/kg体重/日程度とされている．除脂肪体重の増量には高強度トレーニングを負荷し，糖質とタンパク質を中心としたバランスに配慮した食事の摂取と十分な睡眠で回復させることが基本となる．

また，タンパク質のすみやかな合成には，体内に十分な量のエネルギーが貯蔵されていることが重要である．貯蔵グリコーゲンが枯渇していた状態で運動を負荷すると，タンパク質の分解を示す血中の尿素窒素レベルの上昇が大きいことが報告されている（図6.1）．つまり，グリコーゲンの貯蔵量が十分でないとタンパク質もエネルギー供給に利用され，体タンパク質の分解が大きくなる．糖質摂取により分泌されるインスリンは，体タンパク質の合成を促進するので，糖質とタ

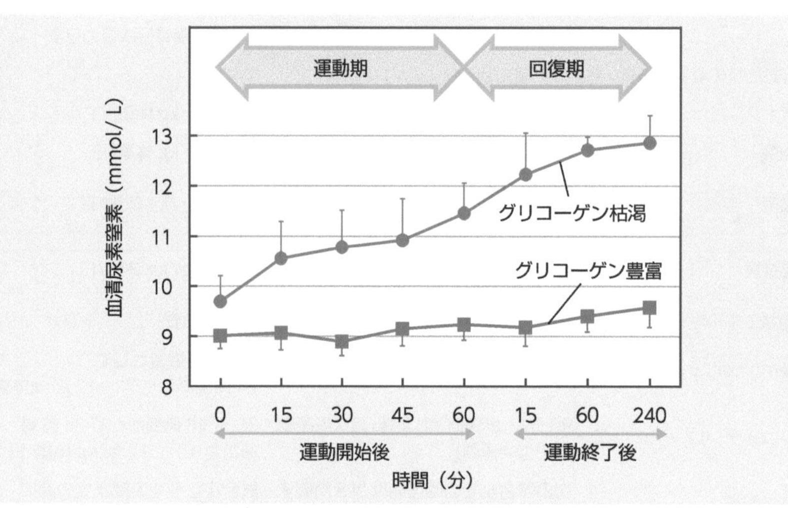

図 6.1　運動前の筋グリコーゲン貯蔵量と体タンパク質の分解
［P. W. R. Lemon, *et. al.*, *J. Appl. Physiol.*, 48 (4), 624-629 (1980) より］

ンパク質の同時摂取は筋タンパク質の合成に重要である．

B.　瞬発系運動での効果的な食事の摂取

a.　運動前の栄養管理

瞬発系運動は競技時間が短く，貯蔵エネルギー量がパフォーマンスに大きな影響をおよぼすことはない．むしろ，胃の中に食物が残っていることで運動に支障が出ないように気を付けなければならない．

試合の3時間前までには食事を食べ終え，試合の1時間前までにしっかりと水分補給をしておく．暑熱環境下では，その後も脱水にならないように適宜水分を摂取する．

b.　運動中の栄養管理

瞬発系運動の試合は，1日に予選から決勝まで数回試合が行われることが多い．その場合，どのタイミングで食事や間食をとるかが重要なポイントとなる．

試合までに2時間以上ある場合は，糖質を中心とした軽食を摂取するとよい．試合間が1～2時間程度であれば，サンドイッチや小さめのおにぎりをいくつか準備しておき，体調やおなかの空き具合で量を調節して食べるようにする．試合まで1時間程度の場合は，バナナなどの果物やエネルギー補給食品などを摂取し，スポーツドリンクなどで水分補給を行う．いずれの場合も食べ過ぎないように注意しなければならない．

c.　運動後の栄養管理

瞬発系運動の場合も運動時間が長くなる場合は，エネルギーや水分の消費量が多くなるため，水分補給をしながら糖質を摂取する．また，トレーニング終了後は，筋タンパク質の分解を抑えてすばやく回復させるために，なるべく早く糖質とタンパク質がそろった食事を摂取するように心がける.

6.3 球技系運動の栄養管理

A. 球技系運動での栄養管理の基本

球技系運動は，長時間の運動を継続しながら瞬時に大きな力を発揮することが求められる．たとえば，サッカーは前・後半を合わせると90分間の試合時間であるが，その間にターンやオーバーラップなど瞬時の判断で瞬発的に動く必要がある．一方，野球は瞬発的な動きの繰り返しがあり，ラグビーなどは相手選手とのコンタクトプレーが多く，より体を大きく強くすることが求められるなど，競技特性も考慮する必要がある．また，同じ種目でもポジションによって求められる動きが異なる．つまり，球技系運動は種目特性や選手のポジションによって栄養管理を考える必要がある.

球技系種目では筋パワーの発揮に除脂肪体重の増加が有利とされている．そのため，日々のトレーニングで消費したエネルギーや疲労の回復のために，十分な糖質を摂取するとともに適量のタンパク質を摂取することが重要である．コンタクトプレーにも負けない筋力と丈夫な骨格を作るためにもカルシウムやビタミンDを積極的に摂取する．また，靭帯に重要なコラーゲンの生成に欠かせないビタミンCを野菜や果物から摂取することも大切である.

B. 球技系運動での効果的な食事の摂取

a. 運動前の栄養管理

球技系運動のトレーニングや試合前には，持久系運動と同様に十分なエネルギーを蓄えておくようにする．試合の3時間前までに糖質とタンパク質，十分なビタミンとミネラルがそろった食事を食べ終え，その後は気候や環境に適したタイミングで糖質を中心とした水分や間食を適宜摂取する．ポジションによって試合中の運動量は異なるため，練習試合などで必要な量をそれぞれ確認しておくとよい.

b. 運動中の栄養管理

球技系運動は，強度の高い運動が長時間続くため，エネルギーの消耗や水分，電解質の喪失が大きい．特に，試合後半になると脱水や電解質の喪失により筋痙攣をひき起こすこともある.

ハーフタイムや選手交代時，タイムアウト時など水分補給ができる際には，スポーツドリンクなどを積極的に摂取するようにする．また，ハーフタイムなどで一定の休憩時間がある場合には，十分な水分補給とともにエネルギー補給食品やバナナなどの糖質とビタミンの豊富な果物を摂取することで試合後半のためにエネルギーを回復させておく．

日頃のトレーニング時や練習試合で，どのようなものをどれくらい食べるとよいかを経験・計画しておくとよい．

c. 運動後の栄養管理

球技系運動はエネルギー消費量が非常に大きくなるため，練習や試合後はすみやかに糖質とタンパク質を摂取し，疲労回復を促すようにする．糖質やタンパク質の摂取量はガイドラインを参考に，個人の運動量や時期に応じて調節することが必要である．発汗量も当然多くなることから，水やミネラル，ビタミンの補給も忘れてはならない．

6.4 冬季競技の栄養管理

A. 冬季競技での栄養管理の基本

冬季競技は気温が低いだけでなく，標高の高い高所環境で行われる競技もある．冬季競技の中でも，スピードスケートなどの瞬発系運動，クロスカントリーなどの持久系運動，アイスホッケーなどの球技系運動があり，それぞれの競技特性に応じた栄養管理が大切である．

そのうえで，寒冷地においては熱損失量が多くなり，手指の巧緻性が低下する．十分なエネルギーの摂取とともにビタミン B_1，B_2 などのビタミンB群が不足しないように注意する．また，気温や湿度が低いため，気づかないうちに脱水とならないように積極的に水分をとることが重要である．

1）持久系運動は練習も長くエネルギー消費量が非常に大きい．翌日のトレーニング時にグリコーゲンを十分に回復することが重要なポイントとなる．
2）持久系運動の選手は，疲労骨折や貧血の発症頻度が高い．十分なエネルギー摂取とともに，ビタミン・ミネラルを補給することが大切である．
3）瞬発系運動の選手は，筋肉量の増大と体脂肪率減少に重点をおく．タンパク質摂取量が多いほど筋肉が増えるわけではない．糖質とタンパク質の同時摂取は効率がよい．
4）球技系運動の選手は持久力と瞬発力の両方を兼ね備えるとともに，コンタクトプレーに負けない体が必要となる．
5）球技系運動はグリコーゲン量の確保を重視し，試合時にはハーフタイムなどを利用してエネルギー・水・ミネラル・ビタミンを飲料水や消化のよい食品で摂取する．
6）冬季競技は気温が低いだけでなく，気圧の低い高所環境で行われる場合が多いため脱水に注意する必要がある．

7. ライフステージ別の運動・スポーツ栄養

7.1 ジュニア期の運動・スポーツと栄養

A. 「食育」は「知育，徳育，体育」の源

「知育，徳育，体育」の三本柱の基本となる「食育」が，教育の中に必要であると提言され，学校では栄養教諭の配置が進んだ．

食育に関する施策を総合的かつ計画的に進めることを目的とした食育基本法(2005年7月)が施行され，全国の各地域で食育活動が進められている．

食育は，近年みられる栄養バランスの崩れ，食習慣の乱れから欠食率の増加やメタボリックシンドロームの増加など，さまざまな年代での深刻な食問題を解決するため「国民一人一人が，生涯を通じた健全な食生活の実現，食文化の継承，健康の確保等が図れるよう，自らの食について考える習慣や食に関するさまざまな知識と食を選択する判断力を楽しく身に付けるための学習」として国をあげて取り組み始めた教育の1つである．食育は国と地域と家庭が連携して取り組む活動である．

B. 体力向上と朝食摂取

子どもの体力低下が課題となった時代から，発達の段階に応じた指導内容の明確化・体系化を図りつつ，指導と評価の充実によって，運動やスポーツが好きな児童生徒の割合が高まった．その一方で，「運動する子どもとそうでない子どもの二極化傾向」がみられ，子どもの体力低下には歯止めがかかっているものの，体力水準が高かった1985（昭和60）年ごろと比較すると，依然として低い状況がみられるとの指摘がある．2017（平成29）年の小学校学習指導要領改訂では，運動や健康に関する課題を発見し，その解決を図ることや学びに向かう力，人間性の

育成を目標に掲げている*[1].

子どもの健康にかかわる食生活の乱れや健康については，偏った栄養摂取や朝食の欠食に代表されるような不規則な食事などの食生活の乱れ，肥満や過度のやせ，アレルギー疾患等の疾病などが見受けられ，増加しつつある生活習慣病と食生活の関係も指摘されている*[2]．子どもの体力向上には規則正しい食生活と朝食の摂取は重要である．

朝食を欠食すると糖質エネルギーの供給が不十分となり，体調が悪くなる．また，欠食した状態で運動をした場合，脂質の燃焼比率が高くなり，血中遊離脂肪酸が急激に増加することで心筋に悪影響をおよぼす．運動を行ううえで1日3食の食事は競技能力向上のための基本である．児童・生徒の朝食摂取状況の年次推移は，男女とも，「毎日食べる」児童・生徒が徐々に減少している（図7.1）．また，男女ともに朝食を「毎日食べる」グループが最も体力合計点数が高かった．規則正しい生活習慣を身につけるために，成長期の子どもにとって朝食がいかに大切かを考えていかなければならない．

＊1 文部科学省，小学校学習指導要領（平成29年告示）解説【体育編】p.5-6.

＊2 文部科学省，食に関する指導の手引き —第2次改訂版—（平成31年）

C. 食物アレルギーと運動の関係

食物アレルギーと運動との関係で知っておく必要があるものの1つに「食物依存性運動誘発アナフィラキシー（FEIAn，FDEIA*[3]）」がある．これは特定の食品を摂取後に運動をすることでアナフィラキシー症状を呈するものをいう．

原因となる食品は，「小麦製品」やエビ・カニなどの「甲殻類」が多い．症状としては全身の蕁麻疹（じんましん）や顔面の腫れ，呼吸困難や血圧低下，意識障害が特徴で，運動により，食品中の抗原の吸収が活発になることが原因と考えられている．また，薬の内服や疲労が症状の増強に関与するといわれている．症状は各個人で異なるので，医師の指示に従い，身体状況を本人や家族のみならず教育現場で十分に把握したうえで，運動をすすめることが大切である．

＊3 FEIAn，FDEIA：food-dependent exercise-induced anaphylaxis

食物依存性運動誘発アナフィラキシーの予防について

- 原因食物摂取から2時間（可能なら4時間）は運動を控える
- 原因食物をとらなければ運動は可能である（必ずしも運動を全面禁止にする必要はない）

D. ジュニア期に適した運動（量）と食事

高校生までのジュニア期は成長発育期でもあり，この時期につくられる身体は一生涯を通しての財産になる．「よく動き（運動）・よく食べ（食事）・よく眠る（睡眠）」

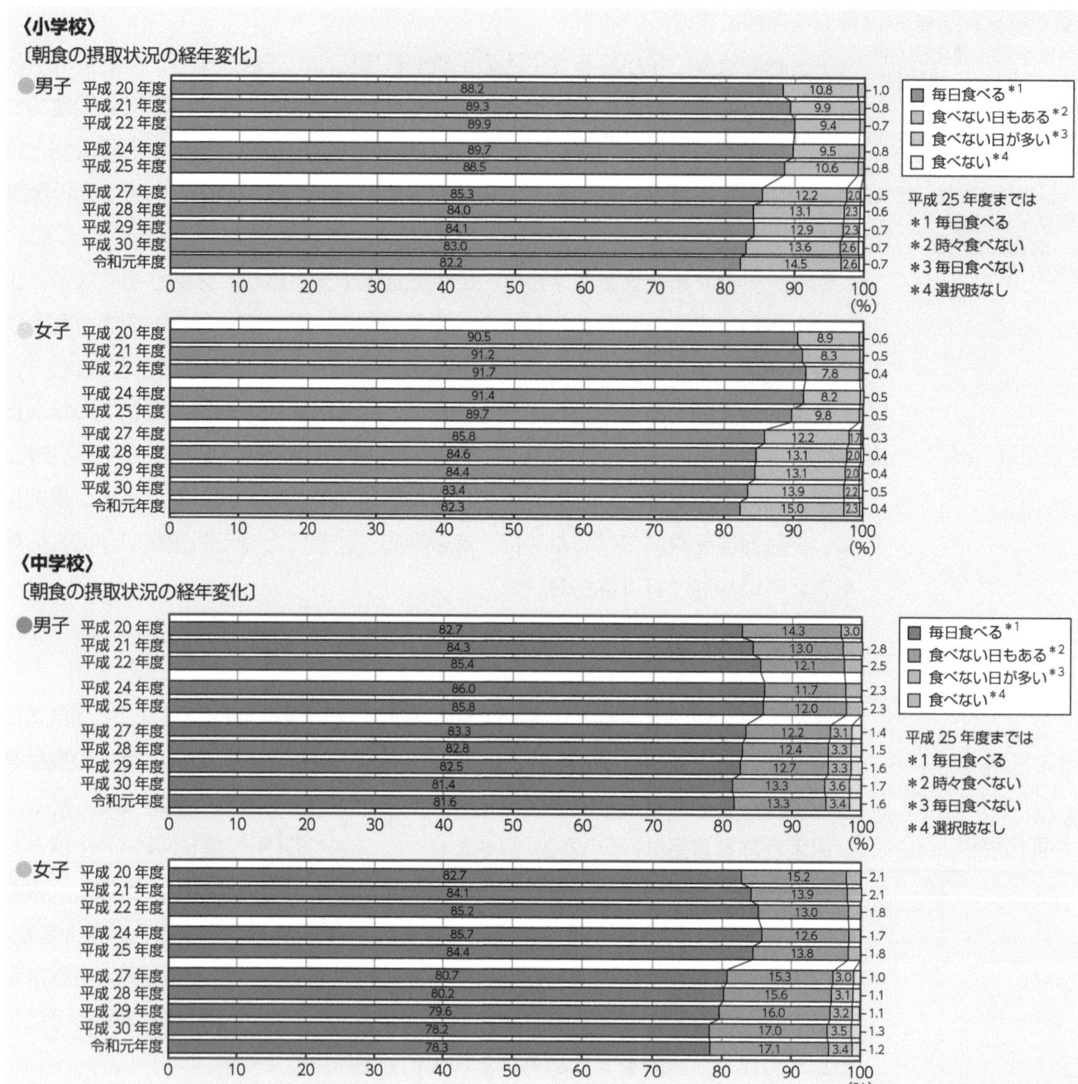

図 7.1 朝食の摂取状況の経年変化
［スポーツ庁，令和元年度全国体力・運動能力，運動習慣等調査結果より］
※平成 23 年度は，東日本大震災の影響で調査を中止．
※平成 26 年度は，該当する質問項目がない．

の三本柱を踏まえた基本的な生活習慣を身につけ，実践することにより，丈夫で健康な身体づくりを行うことが基本となる．

ジュニア期は年齢や性に応じて臓器や器官が発育発達していくため，年齢や個人の特性を考慮しながら運動量や内容を選択していくことが重要である．発育発達の特性に合わない運動や，限られた運動を継続的に行う，つまり特定の部位を繰り返し使う運動などは，怪我の引き金となるため注意する．

また，この時期の食事は，成長発育期の子どもが必要とするエネルギー量に加え，トレーニング分を加味しなければならないので，栄養必要量が増える(図7.2)．ジュニア期ではまず「食事の基本」，すなわち「丈夫な身体をつくり，よいパフォー

図 7.2　ジュニア選手に必要なエネルギー量

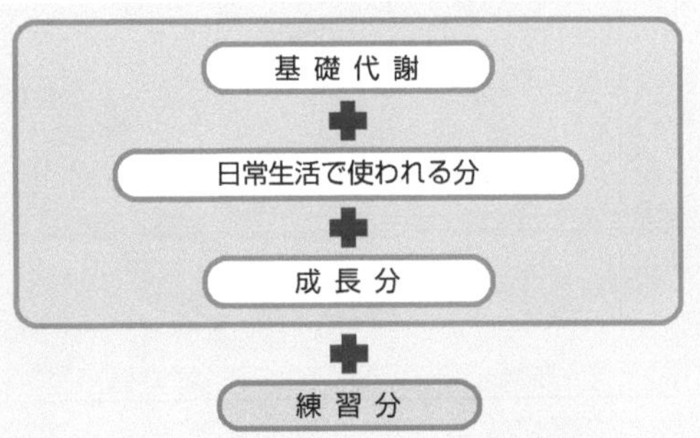

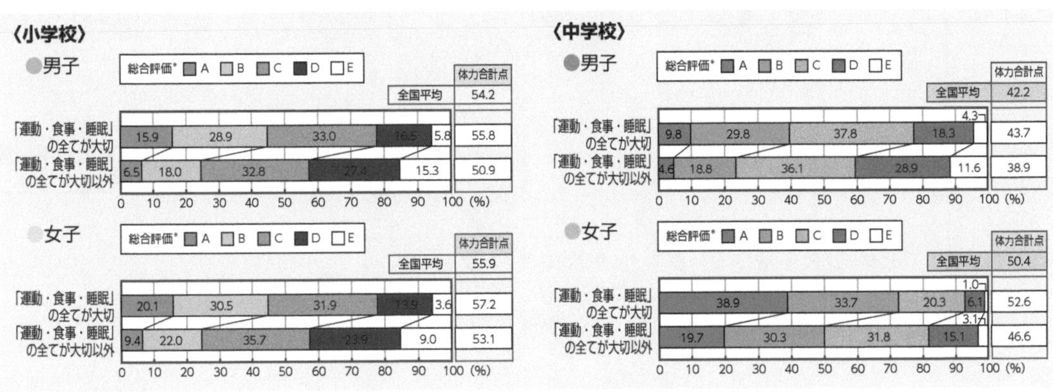

図 7.3 「健康でいるために運動・食事・睡眠は大切と思っているかどうか」と「体力合計点・総合評価」との関連
[スポーツ庁，2018 年度全国体力・運動能力，運動習慣等調査結果より]
＊総合評価：体力テストの得点の合計で判定し，A が最も高い．

マンスにつなげる材料となる栄養素を食事からしっかりバランスよく食べる」ことを身につけるべきである．

トレーニングの疲れをすみやかに回復させるためには「睡眠」も大切である．睡眠，とりわけノンレム睡眠は，心身の疲れをとり，成長ホルモンの分泌を促す．「寝る子は育つ」といわれるゆえんである．

スポーツ庁が 2018（平成 30）年に行った「全国体力・運動能力，運動習慣等調査」において，健康でいるために「運動・食事・睡眠」の全てが大切だと思っている児童生徒は，そうでない児童生徒に比べて，体力合計点の平均値や総合評価が高いことが示されており（図 7.3），ジュニア選手においてもまずは「健康の三本柱」の大切さをしっかり周知していくことが重要である．

E.　何をどのように食べるとよいのか

栄養必要量が多いからといって，単におなかいっぱいになるまで食べればよいというものではない．まず食事の基本スタイルを知る必要がある．一般的な食事の基本スタイルは，「①主食，②副菜，③主菜」であるが，ジュニア選手の場合は，運動で消耗したエネルギーや各種栄養素を補う必要があるので，「④牛乳・乳製品，⑤果物」を加えた 5 つをそろえることがポイントである（図 7.4）．①主食には，栄養素として糖質が多く含まれるので，脳や筋肉のエネルギー源が確保できる．③

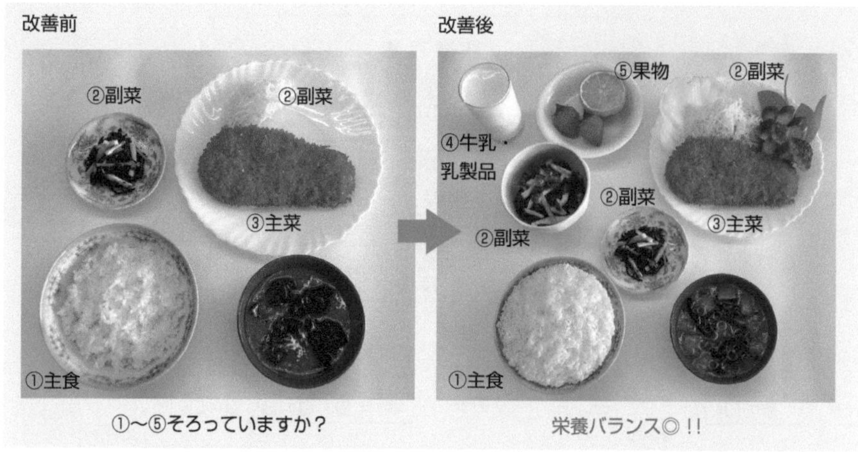

図 7.4　食事の基本スタイル

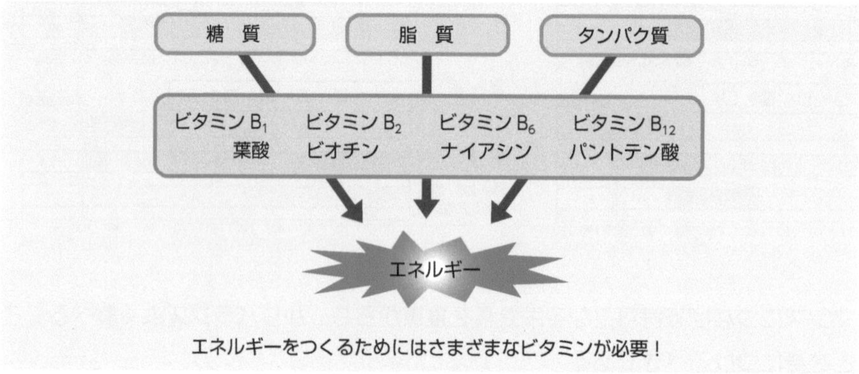

糖　質　　脂　質　　タンパク質

ビタミン B_1　葉酸
ビタミン B_2　ビオチン
ビタミン B_6　ナイアシン
ビタミン B_{12}　パントテン酸

エネルギー

エネルギーをつくるためにはさまざまなビタミンが必要！

図 7.5　エネルギー産生にかかわるビタミン

主菜と④牛乳・乳製品には，タンパク質，脂肪，カルシウム，鉄などが豊富に含まれるので，筋肉，骨格，血液などの体づくりに貢献する．そして，②副菜と⑤果物で，ビタミン，ミネラル，食物繊維をとり，コンディションを整える．

特にジュニア選手の場合，③主菜と②副菜の割合が逆転してしまっている場合が多い．野菜類があまり好きではないという選手も多く見受けられるが，「トレーニングや試合の中でしっかり動くためのエネルギーを効率よくつくりだすには，さまざまなビタミンの助けが不可欠なため（図7.5），ビタミン類を豊富に含む⑤果物はもちろん，野菜を中心とした②副菜をもりもりと食べることが必要」ということを伝える．さらに大切なこととして「食べる力」をしっかりと身につけることである．運動をしているにもかかわらず，それに見合った量を「食べていない」「食べられない」選手も多く見かける．しっかり「食べる」ことが体をつくり，持久力を強化し，コンディションを整えていく．

実際にビュッフェ形式で選手自身に料理を選んでもらうのも効率的で効果がある．自分の必要量がどれくらいなのか，ジュニア選手の食事基本メニューとはどんなもので，どういう選び方をすればよいのかなど，体験しながら学び，確認することができるので，食に対する理解度が深まる．また，仲間と楽しく食事をすることで，しっかり食べられるようになったり，偏食を減らすという改善効果も期待できる．

さらに，この年代は料理担当者が本人ではない場合が多いので，保護者はもちろん，指導者など選手を支えるスタッフにもアプローチを行い，食事に対する意識・知識が高まるよう働きかけることが大切である．

F.　間食の効果的な活用

ジュニア選手の「間食」は，3食でとりきれない栄養素を補給する「補食」でもあるため，その選び方は重要になる．運動する前までに筋肉中に燃料となるグリコーゲンを蓄え，胃の中にはたくさん食べ物が残っていないようにしておくことがポイントである．おにぎりやサンドイッチ，バナナ，果汁100%ジュースなど消化がよく，糖質中心のものがよい．また，運動をすることで体内のエネルギーやタンパク質は消耗してしまうので，できるだけ早く栄養補給を行うことが疲労回復を促進し，翌日またコンディションよく競技を行うためにも大切である．運動後2時間以内に栄養バランスの整った食事をとることが理想的であるが，しばらく時間が空いてしまう場合には，おにぎりやサンドイッチ，肉まん，オレンジ，果汁100%ジュース，牛乳・乳製品などを組み合わせて手軽にとるとよい．糖質だけでなくタンパク質やビタミンも意識して選ぶとよい(図7.6)．ただし，「食事」がおろそかにならない程度にとめおくことも大切である．

図7.6　間食によい食品・向かない食品

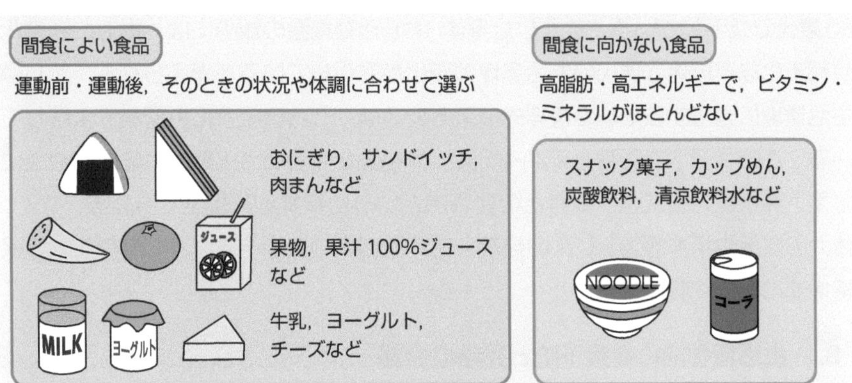

G.　燃えつきないようにこまめに水分補給

かつては，トレーニング中に水分補給するとかえって疲れてしまうので水分はとらないほうがよいとされていた時代もあったが，まったく根拠のない話である．体内の水が不足すると，①集中力や判断力が低下して競技能力が落ち，②体温調整がうまくいかなくなり，熱中症を引き起こす危険がある．

スポーツ活動を低下させるこのようなことを防止するためにも，水分は「運動前・運動中・運動後」に分けてこまめに補給する．「喉が渇いたな」と感じたときは，体内ではすでに脱水が始まっているので，喉が渇く前に飲むことがポイントである．

7.2 青年期の運動・スポーツと栄養

A. 青年期の運動・スポーツの現状

青年期は，筋力・持久力・瞬発力などの身体機能が最盛期に達し，運動・スポーツ活動に適した時期である．また，高度な競技技術を身につけることや，より高いパフォーマンスを強化し，競技を中心としたスポーツライフを送る時期でもある．しかし，身体機能が充実する時期でありながら，学校の卒業から就職という生活の変化により，継続的なスポーツ活動の機会が減少することが多い．新しい生活環境の変化に対応した運動・スポーツ習慣を定着させることが必要になる．

2018（平成30）年国民健康・栄養調査によると，1回30分以上の運動を週2回以上行う運動習慣は，20～29歳で男女ともに他の年代と比べて少ない．青年期における継続的な運動習慣は多くなく，日常生活の活動量を示す歩数も「健康日本21（第2次）」で掲げている目標値よりも少ない．また，スポーツの実施率向上を目指す文部科学省の調査によると，週1日以上のスポーツ実施率は20歳～30歳代で低下している．こうした身体（的）活動機会の減少には，生活の利便化や都市化などに伴う現代の生活環境の変化が関係していると考えられる．新しい生活環境に適応するための精神的なストレスは，心身の維持に影響をおよぼしている．この状況下で運動とスポーツは，体を動かすという人間の本能的な欲求に応え，爽快感，達成感，他者との連帯感といった精神的充足感を与える．また，体力の向上や精神的ストレスの発散，生活習慣病の発症予防など心身の健康の保持増進に大きく関与する．

B. 生活習慣病の発症予防と運動の役割

ライフスタイルの多様化による食生活の乱れや身体活動の不足は，肥満の引き金になる．1日に摂取する食事量は同じでも，朝食の欠食や夜遅い時間帯の食事などの食習慣が続くと，エネルギー消費量が減少し，ますます太りやすくなる．また，運動不足は消費するエネルギーを減少させ，余分なエネルギーが体脂肪として蓄えられる．食生活の乱れと運動不足による肥満は，インスリン抵抗性を増大させ，糖尿病だけでなく，高血圧，脂質異常症の発症や疾患の合併を誘発する．

食生活の改善や運動習慣は，インスリン抵抗性や肥満の改善に有効である．図7.7は，運動・トレーニングにおける体脂肪の動員と利用に関する結果である．有酸素運動のみか，有酸素運動とレジスタンストレーニングを組み合わせた運動のいずれかを継続して週3回実施する実験の，開始時と終了時における血液成分の相違（変化率）を示したものである．持続性の有酸素運動は，体脂肪の動員を高めるために血中インスリンと血糖を低下させ，さらにレジスタンストレーニングも導入することでより糖質代謝と脂肪動員が向上した．その結果，有酸素運動はエネルギー代謝の活性化に加え，血中HDL-コレステロールの上昇と血中中性脂肪の減少をひき起こすため，脂質異常症と動脈硬化症の改善にも効果的である．筋力トレーニングによる骨格筋の強化は，骨格筋細胞へのグルコース取り込みを促し，糖尿病などの発症リスクを低くする．生活習慣病の発症予防には，運動・スポーツに親しみながら適切な身体活動を継続することが望ましい．

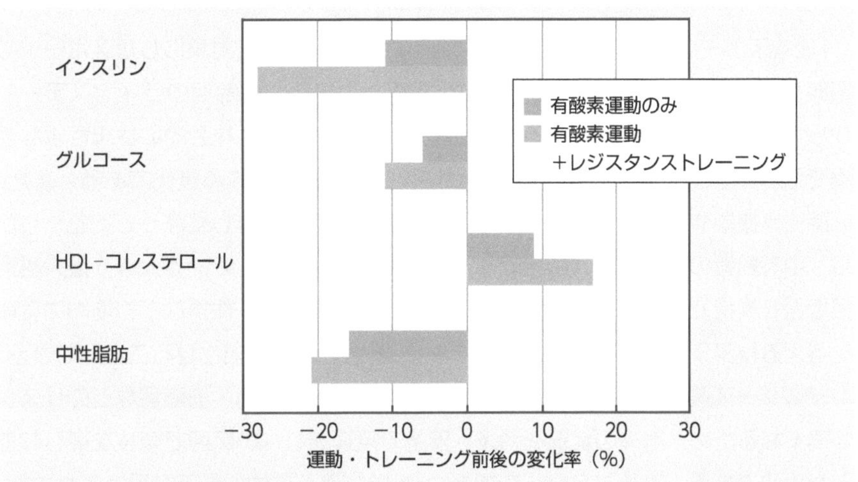

図 7.7　運動・トレーニングにおける体脂肪の動員と利用
［M. B. Wallace, *et al.*, *Med Sci Sports Exerc.*, 29, 1170-1175 (1997) より改変］

C.　運動と食事摂取量のバランス

競技志向のアスリートと健康づくりのための運動実施者は，バランスよく食べる食事の基本は同じでも，食事量が異なっている．トレーニングによる身体活動量が増えると，エネルギーや栄養素の必要量も多くなる．身体活動に見合った食事の必要量を摂取するには限界があり，栄養素の消化吸収が効率よく行われない場合もある．食物からの栄養の量がより少ないと低栄養状態になり，逆に多いと過栄養状態となるので注意する．

食事の何を，どれくらい食べるとよいのかを知ることによって，トレーニング効果を高めることができる．食事は，1食ごとに主食，主菜，副菜2皿，牛乳・乳製品，果物を組み合わせることである．主食が少ないと，エネルギー源となる糖質が少なくなり，甘いものの嗜好性が高くなる．甘い糖質を食べ過ぎると余分な体脂肪が増えるので，主食の適正量を知ることが大切である．また，肉類，魚類，卵類，大豆製品の主菜には，身体をつくるタンパク質だけでなく，ビタミン・ミネラルも含まれている．身体活動量に伴うエネルギー消費量の増加によって，タンパク質の必要量も増加するが，食べ過ぎるとタンパク質の異化作用が強くなり，肝臓と腎臓の負担も増える．タンパク質の摂取量は，エネルギー必要量の多いアスリートの場合，体重あたりで換算して量だけでなく質も考慮するとよい．

適正量を食べているかの判断は，定期的な体重や体調をチェックすることで行う．運動と食事のバランスも，適切な食べ方と食べる量から判断する．競技志向のアスリートは，エネルギー必要量を1日3回の食事では満たせなかった場合に，間食で補うことも必要である．つまり，運動と食事のバランスを考えてそれらを組み合わせる力も競技力の1つである．

D. マスターズ選手の栄養管理

「日本スポーツマスターズ」は，競技志向のシニア世代を対象にしたスポーツの祭典である．参加者は，35歳以上の壮年期，中年期，高齢期のライフステージから構成されており，5歳ごとの年齢区分で競技を行う．社会的にさまざまな立場で活躍するマスターズ選手は，加齢に伴い体力が低下する世代である．また，心肺循環機能や筋力の低下によって，競技成績の向上も難しくなってくる．しかし，中高齢者のマスターズ選手でも，持久系運動を継続している人は，最大酸素摂取量を維持できている．さらに，スクワットやダンベル体操などの筋肉に負荷を与えるレジスタンストレーニングにより，筋力を多少増加させることができる．

マスターズ選手にとっては運動強度が強くなると，関節・筋障害などのリスクが高くなるため，身体の状況を考え，安全で無理をしない範囲で競技を楽しむことが大切である．またマスターズ選手は，加齢に伴う身体的低下を受け入れつつ，コンディションを整えることが大切である．

加齢に伴う骨格筋量と骨格筋力の低下防止には，運動と栄養の双方が要となる．身体活動に見合った栄養摂取ができていないと，筋肉量が低下する．年齢相応に体力を維持する運動量と適切な栄養の摂取が大切である．加齢に伴う身体の変化は個人差が大きく，それぞれの体格，身体活動量，消化吸収を加味して総合的に評価する栄養管理が必要である．

マスターズ選手は，若年期に比べて疲れやすく，疲れがとれにくい傾向にある．激しい運動やストレスによって，増加する活性酸素の処理能力も低下している．この活性酸素の処理には緑黄色野菜（β-カロテン）や抗酸化ビタミン（ビタミンC，ビタミンE）が有効で，運動効果を高め，生活習慣病の予防と改善に効果的である．抗酸化ビタミンの豊富な野菜や果物を積極的に食べることが疲労回復と健康づくりに貢献する．

障害者スポーツと栄養

すべての障害者が，障害の種類や程度，さらにはライフステージに応じて，地域社会でスポーツの価値と楽しさを見出せるような環境整備が大切である．

障害の分類は，大きく身体・知的・精神の３つに区分され，さらに身体障害は，肢体不自由・視覚・聴覚・内部に分かれている．障害の部位や状態が多岐にわたるため，障害者アスリートのエネルギー・栄養素の摂取に関する研究報告は少ない．基本的には，障害者アスリートの栄養摂取は健常者アスリートと同じである．ただし，効果的な栄養管理とコンディションの維持には，定期的なアセスメントによる現状把握と，障害の種類とレベルに応じた柔軟な栄養マネジメントが重要となる．

7.3 女性の運動・スポーツと栄養

A. 月経周期と運動・スポーツ

近年，女性アスリートは国内のみならず，海外においてもさまざまな競技で活躍がめざましい．女性は第二次性徴期以降，女性ホルモンが分泌され，男性よりも体脂肪が多くなり，女性特有の体格へと変化していく．

一方，女性アスリートには，コンディション調整や健康管理が難しいと感じる選手も多く，その原因の１つとして，女性ホルモンの変動による月経周期がある（2.4参照）．個人差があるものの，月経前の黄体期に水分貯留による体重の変化や食欲，精神面での変調を強く感じる場合もある（図7.8）．黄体期や月経期に不快感や強い痛みを感じながら，強度の高いトレーニングを行うことはトレーニングの効果も表れにくく，集中力の低下などをもたらすことから，月経周期を考慮した栄養摂取や休養，トレーニング面でのサポート体制を整えることが求められている．

女性アスリートの栄養サポートを行う際も，まずは選手本人とともに月経周期を知り，体調や精神面での変化など症状の有無を確認することが大切である．たとえば，月経前に体重が増え，月経開始後体重が減るという場合は，大切な試合に影響がなければその変動が大きな問題ではないことが理解できる．月経前あるいは月経期に強く不快症状が出現する場合は専門家のサポートを受け，その時期は休養の比率を通常より増やし，栄養摂取と適度なトレーニングを心がけることが大切である．

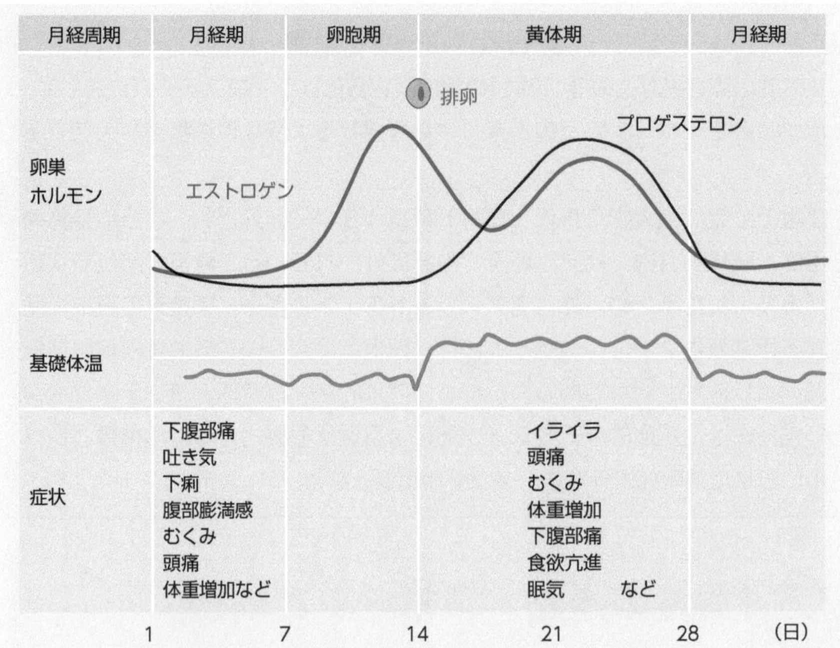

図 7.8　月経周期と体調の変化

B.　女性アスリートの 3 主徴

ハードなトレーニングを行う女性アスリートにおいて，①利用可能エネルギー（energy availability：EA）の不足，②視床下部性無月経，③骨粗鬆症のリスクが高いことが報告されている．アメリカスポーツ医学会（American College of Sports Medicine：ACSM）はこれを女性アスリートの3主徴（female athlete triad：FAT）と定義しており，芸術的要素の高い種目，体重階級制の種目，長距離走などの持久系種目の選手に特に多くみられる．3主徴は相互に影響を与え合うが，利用可能エネルギーが不足することが引き金となり，視床下部性無月経や骨粗鬆症に発展する．

a.　利用可能エネルギーの不足

利用可能エネルギー（EA）とは，総エネルギー摂取量から運動によるエネルギー消費量を差し引いたもので，生命維持や成長など身体の機能を維持するために不可欠なエネルギーである．運動によるエネルギー消費量の増大に対してエネルギー摂取量が不足している場合や長期間の減量により慢性的に利用可能エネルギーが不足すると，内分泌系や代謝，免疫機能，成長や精神機能にも影響を与え，さらに持久力やトレーニング効果の低下などパフォーマンスにも影響をもたらす．除脂肪体重（fat free mass：FFM）1 kgあたりの利用可能エネルギーが30 kcal/日未満が利用可能エネルギー不足の指標の1つとして提唱されているが，BMIや身体症状など総合的に判断する必要がある．

また，女性だけでなく男性アスリートにおいても陸上長距離走や自転車ロードレースなどの競技において，利用可能エネルギー不足のリスクが高いことが報告されている．

b. 視床下部性無月経

慢性的に利用可能エネルギーが不足すると，下垂体前葉から分泌される黄体形成ホルモン（LH）や卵胞刺激ホルモン（FSH）の分泌が低下し，卵巣からのエストロゲンやプロゲステロンの分泌を抑制することから，正常な排卵が起こらなくなり月経不順，無月経へと進行する．これらのホルモンの調節は視床下部が担っており，エネルギー不足や体重・体脂肪の減少，ストレスなどによっても影響を受ける．

c. 骨粗鬆症

一般的に，運動は骨に適度な刺激を与えるため骨密度を高める効果がある．しかし，女性アスリートにみられる無月経は女性ホルモンのエストロゲン分泌を低下させ，骨密度低下の原因ともなる．このような状態でハードなトレーニングを負荷すると疲労骨折を起こしやすくなる．

女子は学童期から思春期に骨量増加がピークとなり，10歳代のうちになるべく高い最大骨量を獲得することが，将来的な骨粗鬆症の予防に重要である．指導者や家族とともに，この時期に減量や過度なトレーニングで利用可能エネルギーが不足することのないよう適切な栄養摂取，休養，トレーニング量を守り，将来の健康を見据えた身体づくりが大切である．

d. 女性アスリートの3主徴の改善と栄養

FATは利用可能エネルギーの不足が大きな要因となるが，体重や体脂肪の減量によりエネルギー不足となることが多い．しかし，エネルギー摂取量や体重を増加させる指導に抵抗感をおぼえる選手は少なくない．

身体組成，エネルギー摂取量とエネルギー消費量の推定，骨密度，貧血の状況など栄養アセスメントを行いながら，エネルギー摂取量や栄養バランスを段階的に適正化していくことが望ましい．特に，糖質からのエネルギー摂取量が不足していることが多いため，糖質摂取量を増やし，ビタミンB群，カルシウムとビタミンD，鉄とビタミンCを十分摂取する必要がある．

7.4 シニア期の運動・スポーツと栄養

A. シニア期の身体特性と運動機能の変化

わが国は，平均寿命の延伸や少子化による若年人口の減少により，世界でも先立って少子高齢社会を迎えている．一人暮らしの高齢者が増加し，諸外国と比べ，別居している子どもとのふれあい頻度が低い家族状況がみられる．また，経済，介護，就業，社会参加，生活環境が著しく変化している．

このような背景から，2012年に策定された「健康日本21（第2次）」では，健康に生活できる期間（健康寿命）をより長く，QOL（quality of life：生活の質）の向上に加えて，地域や職業による健康状態の格差を少なくすることを掲げている．また，ライフステージに応じた健康づくりを推進し，生活習慣病の発症と重症化予防にも重点を置いた対策を行っている．

日本老年医学会が提唱しているフレイルは，高齢期に生理的予備能が衰えることでストレスに弱く脆くなり，さまざまな健康障害を起こしやすい状態のことである．筋力の低下による身体問題，認知機能障害やうつなどの精神・心理的問題，閉じこもりや経済的困窮などの社会問題を含む概念である．フレイルは，英語の「frailty（虚弱）」からきている言葉で，図7.9に示すように要介護状態に至る前段階としてとらえる．加齢に伴う身体機能の衰えは避けられないが，適切な介入により要介護に至ることを予防し，再び健常な状態に戻る可逆性がある．

日本整形外科学会が提唱しているロコモティブシンドローム（運動器症候群，略称ロコモ）は，骨・関節・筋肉などの運動器のいずれか，または身体の数か所に障害が起き，歩行や日常生活に支障をきたして要介護になるリスクの高い状態のことである．ロコモティブとは「運動力のある」という，能動的な意味をもつ言葉である．「ロコモティブシンドローム」の基礎疾患としては，骨粗鬆症，変形性関節症，サルコペニア，身体バランス機能の低下などがある．過体重は関節への負担が大きく，逆にやせすぎると筋肉や骨が弱くなるため，肥満もやせもロコモティブシンドロームのリスクを高める．身体のいずれかに起きた障害は他の機能に連動しながら進行する．筋肉量の減少はロコモティブシンドロームへの始まりとなる．

筋肉量の減少による握力低下または歩行速度の低下があると，サルコペニアと

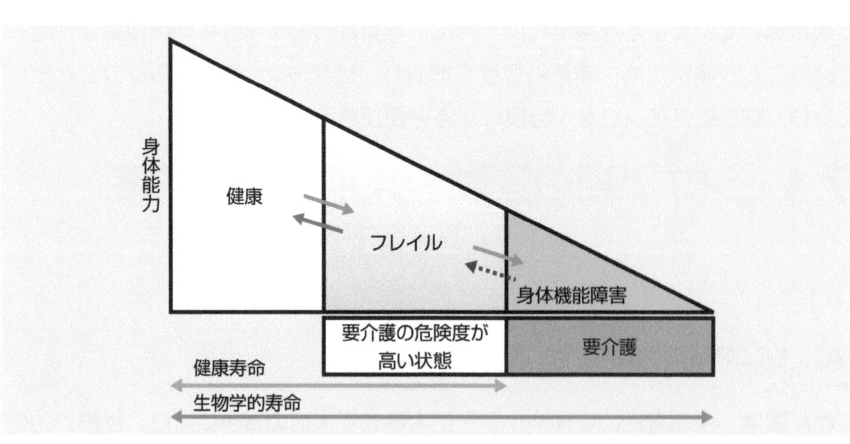

図7.9　フレイルの概念

図7.10　フレイル・サイクル

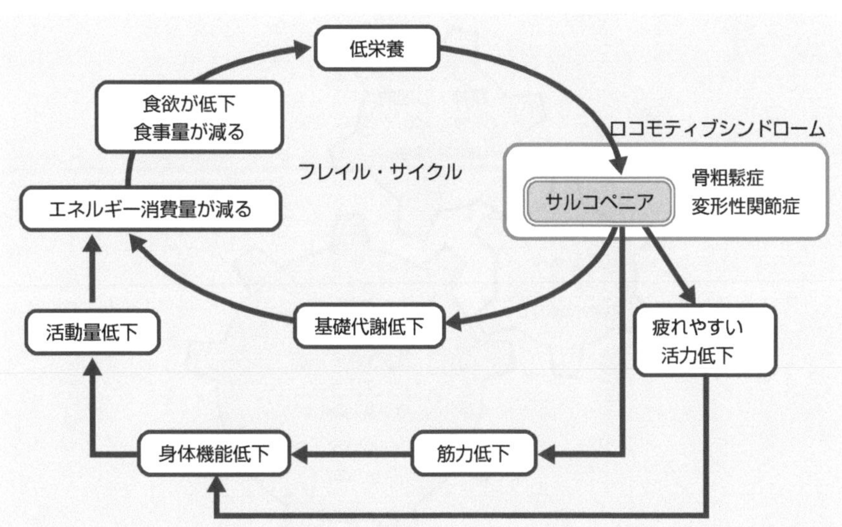

表7.1　日本人の基礎代謝量
［厚生労働省，日本人の食事摂取基準（2020年版）より］

性　別	男　性			女　性		
年齢（歳）	基礎代謝基準値（kcal/kg体重/日）	参照体重（kg）	基礎代謝量（kcal/日）	基礎代謝基準値（kcal/kg体重/日）	参照体重（kg）	基礎代謝量（kcal/日）
1～2	61.0	11.5	700	59.7	11.0	660
3～5	54.8	16.5	900	52.2	16.1	840
6～7	44.3	22.2	980	41.9	21.9	920
8～9	40.8	28.0	1,140	38.3	27.4	1,050
10～11	37.4	35.6	1,330	34.8	36.3	1,260
12～14	31.0	49.0	1,520	29.6	47.5	1,410
15～17	27.0	59.7	1,610	25.3	51.9	1,310
18～29	23.7	64.5	1,530	22.1	50.3	1,110
30～49	22.5	68.1	1,530	21.9	53.0	1,160
50～64	21.8	68.0	1,480	20.7	53.8	1,110
65～74	21.6	65.0	1,400	20.7	52.1	1,080
75以上	21.5	59.6	1,280	20.7	48.8	1,010

診断される．サルコペニアは，ギリシャ語の「筋肉」を表す“サルコ”と「喪失」を表す“ペニア”を組み合わせた言葉である．サルコペニアで活動量が減ると，エネルギー消費量が低下し，食欲は減退する．すると，食事量は減少して低栄養状態となり，さらに筋肉量が減少し，図7.10に示したように悪循環となる．

「日本人の食事摂取基準（2020年版）」は，高齢化の進展により，高齢者の低栄養とフレイル予防を考慮して策定されている．表7.1は，日本人の平均的な体位（参照体重）における基礎代謝量を示している．成長期を過ぎた成人期以降では，加齢とともに基礎代謝基準値（kcal/kg体重/日）は性別を問わず低下している．これは，

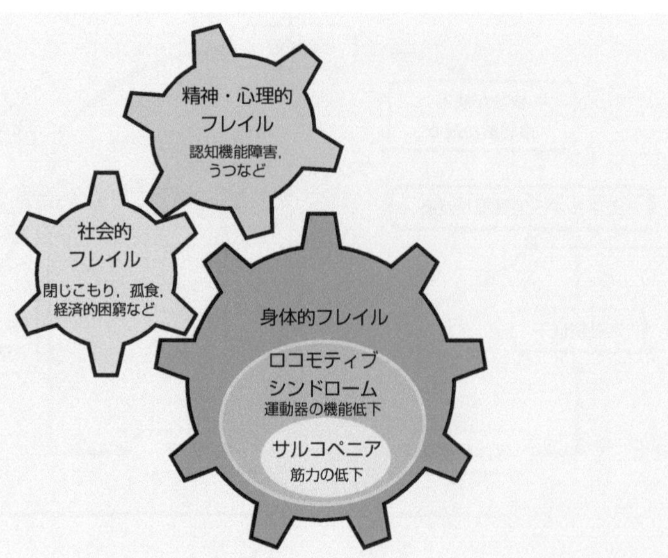

図7.11　サルコペニア・ロコモティブシンドローム・フレイルの関係

加齢に伴い筋肉などの除脂肪体重の比率は低下し，除脂肪組織そのものの活性が弱まるためと考えられている．骨，関節（軟骨）と比較して，筋肉の半減期は1～2か月と早く，適度な運動を続けることにより筋力はアップする．フレイル，ロコモティブシンドローム，サルコペニアはいずれも密接に関連しており，健康寿命の延伸には，これらの複合予防が重要である（図7.11）．

B.　適切な運動

a.　どのような運動がよいのか

立つ，歩く，姿勢を維持するなどの筋肉動作は，QOLの維持・向上に重要である．大腿前の大腿四頭筋，殿部の大殿筋，腹筋群，背筋群などの筋肉を鍛える運動は継続的に行うことが大切である．

骨や筋肉などの運動器の維持には，適切な運動負荷が必要である．たとえば，筋肉に直接負荷をかけて鍛えるレジスタンストレーニング（スクワット，腕立て伏せ，腹筋などの動作を繰り返し行う運動）がすすめられる．習慣的な運動は運動器を維持し，心血管系や呼吸器系の機能向上にも大切である．

過度な運動は，関節痛や循環器系の疾患をひき起こすため，運動は強度や頻度に留意して安全に行う必要がある．身体の機能維持のために，散歩，軽い体操，ストレッチングなどを無理せず続けることである．「健康づくりのための身体活動基準2013」は，生活習慣病のみならず，運動器障害や認知症など幅広い疾患の予防に取り組んでいる．65歳以上の高齢者は「強度を問わず1日40分程度，座位ではない身体活動を行う」基準を定めている．

b. 運動をするうえでの注意点

健康づくりの運動プログラムの作成には，高齢者の体力に応じた運動の選択と安全面の配慮が不可欠である．問診やメディカルチェック，体力測定を実施し，個人の潜在的なリスクや基礎体力，体組成などを評価する必要がある．

持久系運動（ジョギングやランニングなど）か，瞬発系運動（スクワットやダンベルなど）か，さらにこれらの運動をどのような配分で行うかを決定する．その前後にストレッチングを加えた準備・整理運動などを行い，体力の向上を目標にバランスよく行う．

また，朝に無理な運動をするとノルアドレナリンやアドレナリンの分泌が促進される．これらのホルモンが増加すると心拍数や血圧は上昇し，心臓への負担も増大する．朝は心筋梗塞や狭心症の発作が多いことから，高齢者は特に朝の運動には注意しなければならない．

高齢者は，のどの渇きを感じにくいため，脱水症に注意する．のどの渇きを感じる前に，運動中の水分補給をこまめに行うなど，脱水症を予防する．

いずれにしても，科学的根拠に基づいたプログラムの作成が望まれる．運動を安全に行うことで爽快感が得られ，心理的な効果も期待できる．

C. 適切な食事と栄養

a. 低栄養はロコモティブシンドロームを促す

表7.2のように加齢に伴って消化機能の変化や味覚の低下がみられる．高齢者は食事摂取量や摂取食品数も減少し，栄養のバランスが崩れて低栄養になりやすい．低栄養になると，体重や体脂肪だけでなく筋肉量も減少するため，ロコモティブシンドロームの要因となるサルコペニアや骨粗鬆症などが起こりやすくなる．

高齢者が食習慣を突然変えることは，消化器系の負担となり，体調を崩す原因になる．また，栄養制限があると代わり映えのない献立となる．食生活はごはんなどの主食に良質なタンパク質を含む肉や魚の主菜，ビタミン・ミネラルを含む野菜の副菜を組み合わせた食事を基本とする．1日3食の食事を楽しみ，ゆっくりとよく噛んで食べることが大切である．

b. 筋肉の働きを高める栄養素

筋肉量と筋力を高める栄養素はまずタンパク質である．胃腸の働きが弱ってくる高齢者は，タンパク質の消化吸収率が低下するため，身体に必要な消化のよい良質のタンパク質（肉，魚介類，卵，乳製品，大豆製品）を十分に摂取することが望ましい．

タンパク質はアミノ酸から構成される栄養素である．体内で合成できない不可欠アミノ酸の多い動物性タンパク質を，植物性タンパク質とおよそ1：1の比率でとると，生体への負担が少なく，筋肉のタンパク質合成や低栄養予防などの栄

表 7.2　加齢に伴う機能変化と行動特性

	機能変化	行動特性		機能変化	行動特性
身体	骨や関節の硬直・委縮	視野が狭くなる，視点が低くなる	感覚	平衡感覚低下	転倒しやすい，姿勢保持が難しい
	上肢・下肢の可動幅の縮小	物をつかむ・握る・摘む力の低下		視力，色覚低下	老視，白内障
	骨量の減少	転倒・骨折の頻度が多くなる		聴力低下	孤立感，情緒不安定
	筋力低下	歩幅が狭くなる		嗅覚低下	異臭，汚臭に気づかない
	握力，脚力低下	膝やつま先が上がらない（すり足）		味覚低下 口渇中枢の減退	食事の無関心 のどの渇きを感じにくい
	持久力低下	疲れやすい		触覚低下，温感低下	怪我，やけど
生理	記憶力の低下	単純な物忘れ	精神	中枢神経の加齢変化	夜間覚醒
	自律神経の加齢変化	誤嚥・便秘・頻尿		短期記憶力の低下	単純な物忘れ
	消化機能の加齢変化	食欲不振，胃部不快感		情緒不安定	行動範囲の縮小
	唾液の分泌低下	食欲不振		怒り，欲求不満	依存性，孤立感の増加
	肺活量の減少	呼吸器系疾患（気管支炎・喘息）		抑うつ状態	誇張，妄想，作話
	性ホルモンの減少（特に女性）	骨粗鬆症（特に女性）		環境適応力の低下	徘徊，大声，乱暴行為

養学特性を増強する．

筋肉タンパク質の合成速度を促進するロイシンは，肉類（ささ身，鶏むね肉），魚類（まぐろ，かつお，さけ，たい，ぶり），豆類（きな粉，大豆，ささげ）に多く含まれている．加熱調理でかたくなりやすい肉や魚は，煮る，蒸すなどで柔らかく食べることができる．また，とろみをつけるなど調理法を工夫することで，嚥下・咀嚼力が低下している高齢者にとって食べやすくなる．

c. 骨を丈夫にする栄養素

骨はタンパク質とミネラルによって構成されている．日本人が不足しがちなカルシウムは牛乳，乳製品，小魚，大豆製品などに多く含まれている．骨粗鬆症予防にはカルシウムを1日700～800 mgとることがすすめられている．牛乳はカルシウムが多く，水分補給もできるため1日200 mL（コップ1杯）程度飲むとよい．牛乳に含まれる乳糖はカルシウムの吸収を促進する．しかし，日本人は牛乳の乳糖に対する消化力が弱い乳糖不耐症が多く，加齢とともに乳糖を分解する酵素活性が弱まるため，腹部の張りや下痢が起こりやすい．このような場合，あらかじめ乳糖を分解したヨーグルト，小魚，野菜などでカルシウムを補う．

また，カルシウムの吸収を促すビタミンDは鮭などの魚類やきのこ類に多く含まれている．高齢者は皮膚でプロビタミンDが紫外線によりビタミンDに変換される代謝能力が低下しているため，食事から十分に摂取することが望ましい．

d. 食事と運動のバランス

高齢者は自分の体調にあったトレーニング方法を選択し，無理をしないことが大切である．積極的に体を動かすことは，体内の代謝活動を活性化して，エネルギー利用を高める．加齢に伴う機能低下に配慮した食事と栄養管理が重要である．

運動前には吸収のよい糖質の多い食べ物を，運動後にはできれば1時間以内にタンパク質の多い食べ物を摂取する．1日3回の食事と運動のタイミングやバランスを考えることはロコモティブシンドロームの予防に効果的である．

運動量と食事摂取量は，どのような運動をどれくらい行っているかを把握し，体調や身体・生理機能，生活スタイルを考えたうえで決めるとよい．

管理栄養士・栄養士は，運動に積極的に取り組む人々の生活習慣や生活形態を踏まえた食事管理と栄養指導を継続的に行っていくことが求められる．

D. シニアスポーツの現状

高齢者のスポーツ，文化，健康と福祉の総合的な祭典として，全国健康福祉祭（ねんりんピック）が毎年開催されている．地域における高齢者スポーツの振興は，①高齢者スポーツ環境の整備，②高齢者スポーツの普及拡大（高齢者スポーツ大会の推進や高齢者スポーツ教室の充実）について，地域特性を生かした取り組みを行っている．

文部科学省が実施している体力・運動能力調査によると，高齢者の体力は年々増加傾向にある．また，令和元年度スポーツの実施状況等に関する世論調査では，週1日以上運動・スポーツをする60代男女の割合が他の年代よりも多い．運動習慣が少ない高齢者の体力づくりを支援するためには，運動・スポーツを通じた健康増進や生きがいづくりの創出が重視されている．

高齢期は，コミュニケーションが少なく，ネットワークが希薄になりやすい世代である．運動・スポーツは，体力づくりにとどまらず，社会的なネットワークづくりとして重要である．シニア世代の運動・スポーツの参加意義は，①身体的健康維持，②精神的爽快感，③社会的ネットワークづくりであるといえる．運動・スポーツのためのクラブや社会活動への参加を入口に，新しく生きがいを見出し，心身ともに健やかな人生を送ることのできる環境整備が大切である．

1）ジュニア期は成長発育期であり，適切な運動・食事・睡眠を実践することで丈夫で健康な身体づくりを行うことが基本となる．
2）ジュニア選手は①主食，②副菜，③主菜に加え，④牛乳・乳製品，⑤果物をそろえた食事を基本スタイルとし，「食べる力」を身につけることでコンディションを整える．
3）ジュニア期の間食は「補食」として重要であり，おにぎりやサンドイッチ，バナナ，果汁 100%ジュースなどを活用する．
4）青年期は継続的なスポーツ活動の機会が減少することが多い．有酸素運動とレジスタンス運動を組み合わせることは，生活習慣病の発症予防や心身の健康増進に大きく関わる．
5）ハードなトレーニングを行う女性アスリートは利用可能エネルギーが不足しないように，エネルギー摂取量とエネルギー消費量のバランスに配慮したコンディション調整が重要である．
6）シニア期は体力に応じた運動・スポーツの選択と安全面の配慮が不可欠である．
7）シニア期の適切な「食生活」と「運動」はフレイルやロコモティブシンドロームを予防し，心身ともに健康な生活へとつながる．

8. 競技別の栄養管理と献立

マラソンや水泳などの持久系運動は，競技だけでなくトレーニングにも長時間を要するので，多くのエネルギーが必要となる．毎食，糖質を十分にとり，体内のエネルギー源の要となるグリコーゲンをしっかり補給することが大切である．

短距離走や砲丸投げなどの瞬発系運動は短時間で大きなパワーとスピードなどを必要とするため，より豊かな筋肉と筋力が求められる．筋肉量を増やすためには，筋肉の素材となる良質なタンパク質をタイミングよく十分にとることがポイントとなる．

サッカーや野球などの球技系運動は持久力と筋力の両方が必要とされる．エネルギー源となる糖質をしっかり摂取するとともに，より速く走り，高く跳び，力強く投げ，打つための筋肉量を増やすため，良質なタンパク質を中心にビタミンやミネラルなどをバランスよく摂取することが必要である．

8.1 スポーツにおける食生活デザイン

A. いつ食べる　スタミナづくりの　食を知る

スポーツ選手の体づくりや競技力アップには，「何を」「どれだけ」食べたらよいか栄養素の種類と摂取量のみを考えるのではなく，「いつ」摂取するかにも配慮する必要がある．たとえば，2.3節で述べたように，朝食では運動前に筋肉グリコーゲンを蓄えるための糖質補給や筋肉合成を高めるタンパク質摂取がコンディションの調整に生かされることや，昼食で摂取した栄養素は夕方以降の体づくりの材料となるなど，朝・昼・夕の1食1食の食生活を見直すことが，タイミングのよい栄養摂取の近道となる．

厚生労働省では，2015（平成27）年に発表された「日本人の長寿を支える『健康な食事』」と「生活習慣病予防その他の健康増進を目的として提供する食事の普及

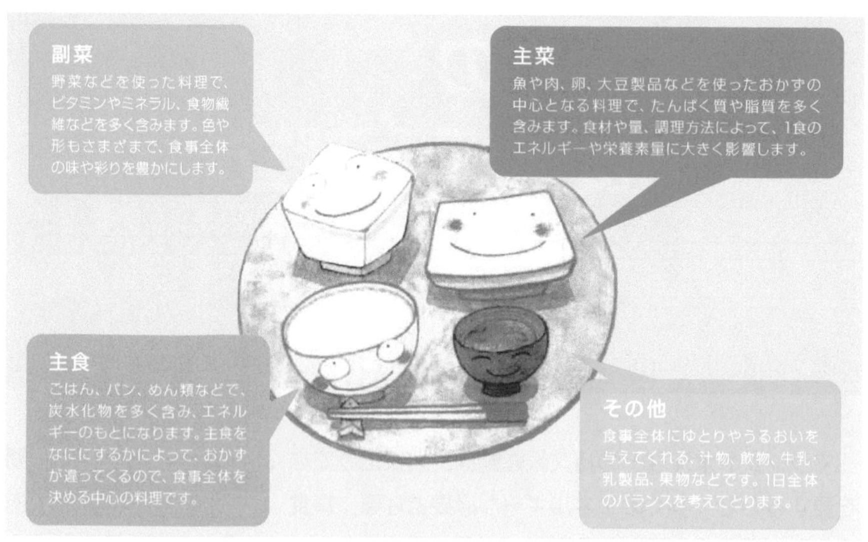

図 8.1　健康な食事
［厚生労働省，日本人の長寿を支える「健康な食事」のリーフレットより］

に関わる手引き」の中で，「健康な食事」は主食・主菜・副菜のそろう食事として1食の目安を示している(図8.1).

ここでは，スポーツ選手においても，1食ごとの見直しをして自己管理できるように「競技力向上の食生活デザイン」を提案する.

B.　競技力向上の食生活デザイン

a.「競技力向上の食生活デザイン」の必要性

食べ物は身体のエネルギー源となり，選手の体力や競技能力を向上させるために不可欠である．効果的な食べ方は，競技種目によって異なる．選手の体格や身体組成，個々の運動量によって，それぞれのエネルギー必要量を設定する必要がある．また，各栄養素の摂取バランスについても同様である．たとえば，食事中の糖質と脂質のエネルギー比率によって，持久力は異なり，高糖質食は持久力を高める.

ここでは種目別の競技特性や選手の競技能力の向上，コンディションの調整に対応するための「食生活デザイン」を作成した.

b.「競技力向上の食生活デザイン」の特徴

「競技力向上の食生活デザイン」では，選手の身体組成やトレーニングの強度，競技特性を考慮し，競技種目別に基準値を設定した．小清水ら(国立スポーツ科学センター）は2006年に「スポーツ選手の栄養調査・サポート基準値策定及び評価に関するプロジェクト」で，スポーツ選手の基礎代謝量推定式（国立スポーツ科学センター式：28.5 kcal×除脂肪体重（kg)），男女別・競技種目カテゴリー別に示した除脂肪体重（FFM）を推定する回帰式，トレーニングシーズン別の身体活動レベル(PAL)，およびスポーツ選手のタンパク質摂取推奨量について報告している．また，その後の調査から女性競技者における推定式の見直しや50 kg以下の小柄な男性競技者における過小評価が報告されている．これらを踏まえ，「競技力向上の食生活デザイン」ではトレーニング時期における1日および1食分の推定エネルギー必要量とタンパク質の推奨量を設定し，主食・主菜・副菜の料理別に食品例をあげて，1食の目安量を示した．その他の栄養素摂取量については，日本人の食事摂取基準（2020年版）を参考にして設定した．食品群別食品の目安量を設定する際には，栄養素の摂取バランスに配慮した．

糖質・脂質・タンパク質のバランスは，持久力あるいは瞬発力の向上など目的によってエネルギー比率を変化させた（3.5D参照）．持久力を向上させるには，糖質と脂質の摂取が重要で，瞬発力の向上には，糖質とタンパク質を維持し，脂肪エネルギー比率を20%程度まで減らす必要がある．タンパク質は持久系運動と瞬発系運動で必要量は異なるが，いずれの競技においてもエネルギー比率15%程度を維持できるように設定した（3.6D参照）．

また，ビタミンは，エネルギーやタンパク質，骨の代謝などに関与するため，いずれも推奨量より余裕をもって摂取することがポイントとなる．ただし，上限量が設定されている栄養素は上限値を超えない範囲で摂取するよう配慮が必要である（3.7D参照）．ミネラルは，特にカルシウムと鉄の不足に注意し，3.8Dを参考に食品の組み合わせも工夫する．脂質およびビタミン，ミネラルは，食生活デザインだけでは反映されにくいため，後述の「8.2　競技別の栄養管理と実践モデル」を参考に，食材選びや調理方法の工夫が重要である．

「競技力向上の食生活デザイン」から理想的な食事内容を算出したあとも，定期的に身体組成測定などの栄養アセスメントを実施し，状況に応じて調整していくことが大切である．

c.「競技力向上の食生活デザイン」の使い方

使用手順

①競技種目にあてはまる種目カテゴリー（球技系，持久系，瞬発系，その他）を選択する．

②競技種目ごとの体重チャートを使用して，1日のエネルギーおよびタンパク質の摂取量を決定する（休養期は，食事摂取基準における身体活動レベルⅡ（ふつう）で考える）．

③食生活デザインでは，次の方法でエネルギーとタンパク質を3食（+間食）に配分し，1食分の摂取量を示している．

基本的には，1日に必要な食事は朝食，昼食，夕食の3食に3：4：3の割合で配分するとよい．ただし，1日の必要量が多く，1日3回の食事だけでは1食あたりの量が多すぎて摂取不可能な場合は，朝食と昼食や，昼食と夕食の間

手順①

球技系-運動男性トレーニング期

手順②　手順③　手順④　手順④-(2)

体重(kg)	1日分	栄養価		手順④-(1) 食品例と1食あたりの使用量の目安						手順④-(3)
		1食分		主食		主菜（動物性）		主菜（植物性）		副菜
	エネルギー(kcal)	エネルギー(kcal)	タンパク質(g)	ごはんの場合（丼1杯＝300 g）	食パンの場合（6枚切り：1枚60 g）	肉の場合（赤身・皮なし）	魚の場合	納豆の場合	豆腐の場合	野菜
51～60	2800～3200	850	30～35	320 g	210 g	95 g	95 g	60 g	145 g	1皿70 g を2～4皿 ※緑黄色野菜と淡色野菜を組み合わせて
61～70	3200～3600	950	36～40	370 g	230 g	110 g	110 g	70 g	180 g	
71～80	3600～4000	1050	40～45	410 g	260 g	130 g	130 g	85 g	210 g	
81～90	4000～4400	1150	45～50	440 g	280 g	145 g	145 g	100 g	250 g	

に間食を設け，食事の一部を配分するとよい．間食を設ける境界としては，4,000 kcal/日を目安にすることをすすめるが，4,000 kcal/日以下の場合も，必要に応じて間食を設けてもよい．以下にその配分例を示す．

[4,000 kcal/日以下の場合]

全体量を3食に配分する　→　朝：昼：夕＝30%：40%：30%（3：4：3）

＊1食の量が多くて食べられない場合は，昼食と夕食の間に間食を設定してもよい．その場合は，昼食を35%，間食を5%程度とするとよい．

[4,000 kcal/日以上の場合]

全体量の10%程度は2回の間食に分ける → 間食①：間食②＝5%：5%

残り全体量の90%は3食を3：4：3に配分する → 朝：昼：夕＝27%：36%：27%

[配分例] 3,000 kcal/日の場合

朝食	900 kcal (30%)
昼食	1,050 kcal (35%)
間食	150 kcal (5%)
夕食	900 kcal (30%)
合計	3,000 kcal (100%)

＊間食なしの場合は，昼食を 1,200 kcal (40%)

[配分例] 6,000 kcal/ 日の場合

朝食	1,620 kcal (27%)
間食①	300 kcal (5%)
昼食	2,160 kcal (36%)
間食②	300 kcal (5%)
夕食	1,620 kcal (27%)
合計	6,000 kcal (100%)

④食品例の活用

1食分の摂取量を実現するために，「食品例と1食あたり使用量の目安」を活用して，各食事の内容を工夫する．

「食品例と1食あたりの使用量の目安」には，主食・主菜・副菜ごとに食品例を挙げ，1食分の目安を示した．主食・主菜・副菜それぞれどの食品を食べるか選択して，量を決定する．複数の食品を組み合わせる場合は，主食・主菜・副菜ごとに量を調整するとよい．

(1) 主食がごはんと食パン（6枚切り）の例を示した．たとえば，主食をごはんとした場合は，表に記載されている量が1食分の量である．(2) 主菜については，動物性食品と植物性食品では，タンパク質や脂質の質が異なるため，1：1の比率で摂取することを目標に，別々に目安量を設定した．(3) 副菜は調理法が偏らないように皿数で示した．1皿の量を70 gとし，2～4皿を共通の目標とした．使用する野菜（緑黄色野菜と淡色野菜）は多様に組み合わせると，ビタミンやミネラルのバランスが整いやすくなる．

なお，乳製品と果物は食事とは別に，1日の中で次の量を目安に毎日とることを目標とする．

乳製品	牛乳コップ2杯（ヨーグルトの場合2～3カップ）
果　物	200～300 g

【種目カテゴリーの選択】

(1)球技系運動

[例]サッカー，野球，テニス，バレーボール，バスケットボール，卓球，バドミントンなど

球技系運動−男性トレーニング期

体重(kg)	栄養価			食品例と1食あたりの使用量の目安						
	1日分	1食分		主食		主菜（動物性）		主菜（植物性）		副菜
	エネルギー(kcal)	エネルギー(kcal)	タンパク質(g)	ごはんの場合（丼1杯＝300 g）	食パンの場合（6枚切り：1枚60 g）	肉の場合（赤身・皮なし）	魚の場合	納豆の場合	豆腐の場合	野菜
51～60	2800～3200	850	30～35	320 g	210 g	95 g	95 g	60 g	145 g	1皿70 gを2～4皿 ※緑黄色野菜と淡色野菜を組み合わせて
61～70	3200～3600	950	36～40	370 g	230 g	110 g	110 g	70 g	180 g	
71～80	3600～4000	1050	40～45	410 g	260 g	130 g	130 g	85 g	210 g	
81～90	4000～4400	1150	45～50	440 g	280 g	145 g	145 g	100 g	250 g	

球技系運動−女性トレーニング期

体重(kg)	栄養価			食品例と1食あたりの使用量の目安						
	1日分	1食分		主食		主菜(動物性)		主菜(植物性)		副菜
	エネルギー(kcal)	エネルギー(kcal)	タンパク質(g)	ごはんの場合(丼1杯=300g)	食パンの場合(6枚切り:1枚60g)	肉の場合(赤身・皮なし)	魚の場合	納豆の場合	豆腐の場合	野菜
36～40	1800～2000	530	20～25	200g	130g	65g	65g	45g	105g	1皿70gを2～4皿 ※緑黄色野菜と淡色野菜を組み合わせて
41～50	2000～2300	610	25～30	230g	150g	80g	80g	50g	125g	
51～60	2300～2700	720	30～35	270g	170g	95g	95g	65g	160g	
61～70	2700～3100	820	35～40	320g	200g	110g	110g	80g	195g	
71～75	3100～3300	900	40～45	350g	220g	125g	125g	95g	230g	

(2)持久系運動

[例]マラソン，水泳(長距離)，ボート，山岳，トライアスロン，クロスカントリースキーなど

持久系運動−男性トレーニング期

体重(kg)	栄養価			食品例と1食あたりの使用量の目安						
	1日分	1食分		主食		主菜(動物性)		主菜(植物性)		副菜
	エネルギー(kcal)	エネルギー(kcal)	タンパク質(g)	ごはんの場合(丼1杯=300g)	食パンの場合(6枚切り:1枚60g)	肉の場合(赤身・皮なし)	魚の場合	納豆の場合	豆腐の場合	野菜
51～55	3300～3600	1000	35以上	380g	240g	100g	100g	60g	155g	1皿70gを2～4皿 ※緑黄色野菜と淡色野菜を組み合わせて
56～65	3600～4100	1050	40以上	410g	260g	110g	110g	70g	170g	
66～70	4100～4400	1150	40以上	440g	280g	125g	125g	85g	200g	
71～75	4400～4700	1250	45以上	480g	300g	130g	130g	90g	215g	
76～85	4900～5200	1350	50以上	520g	330g	140g	140g	95g	230g	
86～90	5200～5500	1450	55以上	560g	350g	155g	155g	105g	255g	

持久系運動−女性トレーニング期

体重(kg)	栄養価			食品例と1食あたりの使用量の目安						
	1日分	1食分		主食		主菜(動物性)		主菜(植物性)		副菜
	エネルギー(kcal)	エネルギー(kcal)	タンパク質(g)	ごはんの場合(丼1杯＝300g)	食パンの場合(6枚切り:1枚60g)	肉の場合(赤身・皮なし)	魚の場合	納豆の場合	豆腐の場合	野菜
36〜45	2400〜2800	750	25以上	280g	180g	70g	70g	45g	110g	1皿70gを2〜4皿 ※緑黄色野菜と淡色野菜を組み合わせて
46〜55	3000〜3200	850	30以上	320g	210g	85g	85g	55g	135g	
56〜65	3400〜3600	950	35以上	370g	230g	95g	95g	65g	155g	
66〜75	3800〜4000	1050	40以上	410g	260g	110g	110g	70g	175g	

(3)瞬発系運動

[例]短距離走，砲丸投げ，水泳(短距離・アーティスティックスイミング)，体操，柔道，モーグルスキー，フィギュアスケートなど

瞬発系運動−男性トレーニング期

体重(kg)	栄養価			食品例と1食あたりの使用量の目安						
	1日分	1食分		主食		主菜(動物性)		主菜(植物性)		副菜
	エネルギー(kcal)	エネルギー(kcal)	タンパク質(g)	ごはんの場合(丼1杯＝300g)	食パンの場合(6枚切り:1枚60g)	肉の場合(赤身・皮なし)	魚の場合	納豆の場合	豆腐の場合	野菜
51〜60	2800〜3200	850	35〜40	320g	210g	110g	110g	75g	180g	1皿70gを2〜4皿 ※緑黄色野菜と淡色野菜を組み合わせて
61〜70	3200〜3600	950	40〜45	370g	230g	130g	130g	90g	220g	
71〜80	3600〜4000	1050	45〜50	410g	260g	140g	140g	110g	260g	
81〜90	4000〜4300	1150	50〜60	440g	280g	170g	170g	125g	300g	

瞬発系運動−女性トレーニング期

体重(kg)	栄養価			食品例と1食あたりの使用量の目安						
	1日分	1食分		主食		主菜(動物性)		主菜(植物性)		副菜
	エネルギー(kcal)	エネルギー(kcal)	タンパク質(g)	ごはんの場合(丼1杯=300g)	食パンの場合(6枚切り:1枚60g)	肉の場合(赤身・皮なし)	魚の場合	納豆の場合	豆腐の場合	野菜
36〜40	1800〜2000	560	25〜30	210g	130g	75g	75g	55g	130g	1皿70gを2〜4皿 ※緑黄色野菜と淡色野菜を組み合わせて
41〜50	2000〜2400	630	30〜35	240g	150g	95g	95g	65g	155g	
51〜60	2400〜2700	720	35〜40	270g	170g	110g	110g	80g	200g	
61〜70	2700〜3000	820	40〜45	320g	200g	130g	130g	100g	240g	
71〜75	3000〜3200	890	45〜50	340g	210g	145g	145g	115g	280g	

(4)その他

[例]ビリヤード，アーチェリー，ボーリング，カーリング，弓道，太極拳など

その他−男性トレーニング期

体重(kg)	栄養価			食品例と1食あたりの使用量の目安						
	1日分	1食分		主食		主菜(動物性)		主菜(植物性)		副菜
	エネルギー(kcal)	エネルギー(kcal)	タンパク質(g)	ごはんの場合(丼1杯=300g)	食パンの場合(6枚切り:1枚60g)	肉の場合(赤身・皮なし)	魚の場合	納豆の場合	豆腐の場合	野菜
51〜70	2400〜2800	740	25〜35	280g	180g	90g	90g	50g	125g	1皿70gを2〜4皿 ※緑黄色野菜と淡色野菜を組み合わせて
71〜90	2800〜3200	860	35〜45	330g	210g	120g	120g	80g	190g	

その他−女性トレーニング期

体重(kg)	栄養価			食品例と1食あたりの使用量の目安						
	1日分	1食分		主食		主菜(動物性)		主菜(植物性)		副菜
	エネルギー(kcal)	エネルギー(kcal)	タンパク質(g)	ごはんの場合(丼1杯=300g)	食パンの場合(6枚切り:1枚60g)	肉の場合(赤身・皮なし)	魚の場合	納豆の場合	豆腐の場合	野菜
36〜55	1700〜2000	540	20〜30	210g	130g	70g	70g	35g	85g	1皿70gを2〜4皿 ※緑黄色野菜と淡色野菜を組み合わせて
56〜75	2000〜2400	630	30〜40	240g	150g	100g	100g	65g	160g	

8.2 競技別の栄養管理と実践モデル

運動・スポーツ分野における栄養管理の実践には，種目特性や期分けに応じた献立を考えることが重要である．スポーツ選手は，運動量が多い分食事の量は増えるが，食事時間を十分にとれないときの朝食や疲れて食欲がないような日は，食事の容量を少なくする工夫や一度にたくさんの食材が食べられるスープやみそ汁，鍋物を取り入れるなどして，胃腸への負担を軽減する工夫をする．

また，調理法の偏りは，脂肪の過剰摂取やビタミンの損失，消化不良を招くため，生・焼く・煮る・蒸す・炒める・揚げるなど，いろいろな調理法を取り入れるように工夫する．特に，揚げ物は高脂肪になるため，頻度を決めるようにする．ビタミンやミネラルの供給源となる野菜や果物は，栄養豊富な旬の食材を用いるように心がける．

たとえば，図8.2のようなシートを活用することで1食1食のバランスを確認できる．

図 8.2　食生活デザイン確認シート

		料理名	エネルギー（kcal）	タンパク質（g）
朝食	主食			
	主菜			
	副菜			
昼食	主食			
	主菜			
	副菜			
夕食	主食			
	主菜			
	副菜			
果　物				
乳製品				

A. サッカー

[食事バランス]（対象者：成人男性/70 kg）

サッカーはフィールド内を走り続ける持久力と，瞬時の判断によるスピードや切り返しなどの瞬発力も重要である．そのため，糖質によるエネルギーの確保と筋力強化のためのタンパク質補給が必要である．

食欲のない朝はホットサンドで主食・主菜・副菜を効率よく摂取するとよい．昼食時には，主食・主菜だけでなくビタミンB群の豊富な緑黄色野菜もとり，夕食時は筋力強化と疲労回復に備えて主菜をしっかりと摂取する．疲労の蓄積や接触プレーによるケガを防ぐために，ビタミンCの供給源である野菜や果物は毎食摂取するように心がける．

献立例　（1人分の摂取量．レシピはp.156参照）　**エネルギー：3,197 kcal**

	区分	料理	栄養価
朝食	主食・主菜	ホットサンド	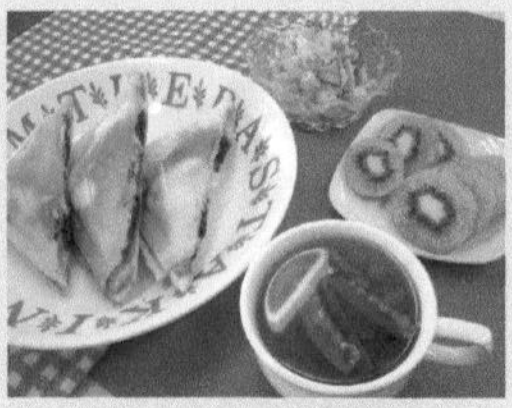 エネルギー 1,088 kcal タンパク質 36.7 g 脂質 40.6 g 食物繊維 20.3 g カルシウム 141 mg 鉄 3.8 mg ビタミンC 101 mg
	副菜	野菜スープ	
		ポテトサラダ	
	果物	キウイフルーツ	
昼食	主食・主菜・副菜	三色丼	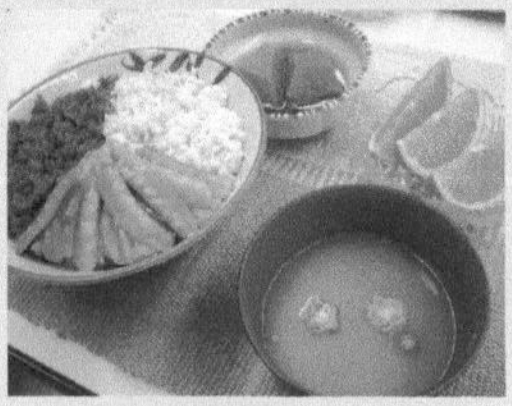 エネルギー 995 kcal タンパク質 29.2 g 脂質 16.9 g 食物繊維 12.3 g カルシウム 141 mg 鉄 4.0 mg ビタミンC 79 mg
	副菜	オクラと豆腐の味噌汁	
		カボチャの煮物	
	果物	ネーブルオレンジ	
夕食	主食	ごはん	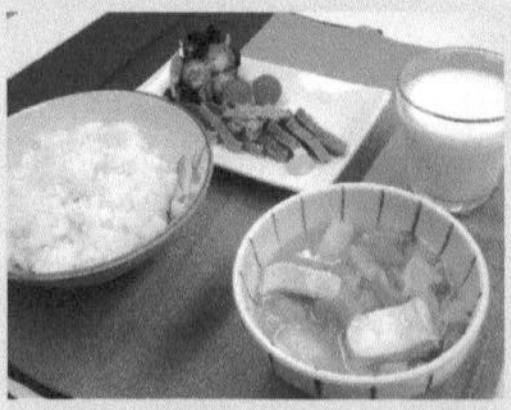 エネルギー 958 kcal タンパク質 38.3 g 脂質 14.3 g 食物繊維 12.3 g カルシウム 462 mg 鉄 3.7 mg ビタミンC 39 mg
	主菜	カツオのたたき	
	主菜・副菜	豚汁	
	副菜	ワカメの酢の物	
	乳製品	牛乳	
間食	乳製品・果物	フルーツヨーグルト	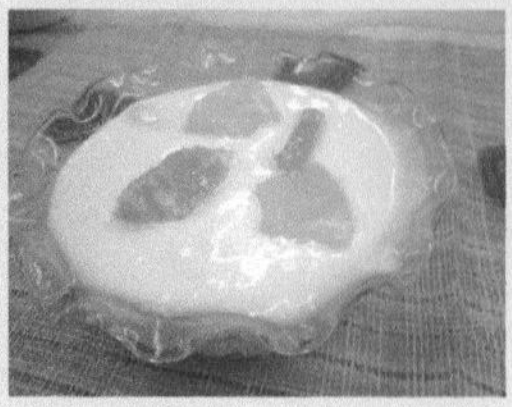 エネルギー 157 kcal タンパク質 7.2 g 脂質 6.0 g 食物繊維 0.9 g カルシウム 263 mg 鉄 0.1 mg ビタミンC 33 mg

（注）p.136～140の栄養計算には、日本食品標準成分表2020年版（八訂）より以下の値を使用。タンパク質：アミノ酸組成によるたんぱく質、脂質：脂肪酸のトリアシルグリセロール当量、食物繊維：食物繊維総量

B. 野球

[食事バランス]（対象者：成人男性/70 kg）

野球は練習時間が長い場合が多いので，疲労をためないことが重要である．また，瞬間的にパワーやスピードを必要とする競技である．集中力を維持するためには，朝食は腹持ちのよいごはん食にするとよい．また，糖質の多い食材（いも類，豆製品など）を用いた副菜を取り入れるのもよい．昼食はおにぎりにすることで，体調や練習の状況に応じて量を調節しやすい．

具がたくさん入ったみそ汁やスープは，疲れて食欲がないときも効率よくたくさんの食材や栄養素がとれる．

献立例（1 人分の摂取量．レシピは p.157 参照）　**エネルギー：3,315 kcal**

	区分	料理	栄養価
朝食	主食	ごはん	エネルギー 996 kcal タンパク質 35.7 g 脂質 16.7 g 食物繊維 16.1 g カルシウム 232 mg 鉄 2.8 mg ビタミンC 105 mg
	主菜	サケのチーズ焼き	
	副菜	ジャガイモの味噌汁	
	副菜	長いもの浅漬け	
	果物	キウイフルーツ	
昼食	主食	おにぎり	エネルギー 1,061 kcal タンパク質 33.8 g 脂質 17.3 g 食物繊維 14.4 g カルシウム 244 mg 鉄 3.2 mg ビタミンC 83 mg
	主菜	豚肉のピカタ	
	主菜・副菜	具だくさん玉子焼き	
	副菜	カボチャの煮物	
	副菜	オクラのサラダ	
	果物	ネーブルオレンジ	
	乳製品	ヨーグルト	
夕食	主食	ごはん	エネルギー 1,082 kcal タンパク質 38.9 g 脂質 16.7 g 食物繊維 13.3 g カルシウム 380 mg 鉄 3.9 mg ビタミンC 34 mg
	主菜	カツオのたたき	
	主菜・副菜	豚汁	
	副菜	春雨のサラダ	
	乳製品	牛乳	
間食	果物	グレープフルーツ	エネルギー 176 kcal タンパク質 2.2 g 脂質 0.4 g 食物繊維 2.6 g カルシウム 66 mg 鉄 0.0 mg ビタミンC 158 mg

C. マラソン

[食事バランス]（対象者：成人男性/70 kg）

マラソンは競技時間も練習時間も長いため，多くのエネルギーを消費する．エネルギーを確保するためにも，食事量は必然的に多くなる．ホットサンドやおにぎりなどで食事量を多く感じさせないように工夫するとよい．また，副菜には糖質の多い食材（いも類，豆製品など）を用いるとよい．

マラソン選手は貧血に陥りやすいので，吸収されやすい鉄を含む赤身の肉や魚，貝類，また，海藻類や緑黄色野菜を意識して摂取するように心がける．鉄の吸収を高めるビタミンCを豊富に含む野菜や果物も積極的に食べるようにする．

献立例（1 人分の摂取量．レシピは p.158 参照）　**エネルギー：4,002 kcal**

朝食	主食	おにぎり	エネルギー 1,206 kcal タンパク質 43.5 g 脂質 19.9 g 食物繊維 14.7 g カルシウム 307 mg 鉄 5.0 mg ビタミンC 107 mg
	主菜	とんぺい焼き風玉子焼き	
	副菜	オクラと豆腐の味噌汁	
		カボチャの煮物	
	果物	ネーブルオレンジ	
	乳製品	ヨーグルト	
昼食	主食・主菜・副菜	ホットサンド	エネルギー 1,173 kcal タンパク質 43.8 g 脂質 42.2 g 食物繊維 24.6 g カルシウム 272 mg 鉄 6.3 mg ビタミンC 119 mg
	主菜・副菜	クラムチャウダー	
		豆サラダ	
	果物	キウイフルーツ	
夕食	主食	ごはん	エネルギー 1,243 kcal タンパク質 42.9 g 脂質 24.4 g 食物繊維 15.3 g カルシウム 667 mg 鉄 6.4 mg ビタミンC 51 mg
	主菜	カツオのたたき	
	主菜・副菜	すき焼き	
	副菜	ワカメの酢の物	
		小松菜のごま和え	
	乳製品	牛乳	
間食	果物	フルーツポンチ	エネルギー 381 kcal タンパク質 2.8 g 脂質 3.9 g 食物繊維 3.3 g カルシウム 45 mg 鉄 1.0 mg ビタミンC 57 mg
	いも	大学いも	

D. 水泳

[食事バランス]（対象者：成人男性/70 kg）

水泳は持久力を必要とし，また水中での体温保持のためにも，食事量を増やしエネルギーをしっかりと確保する．「C.マラソン」でも紹介したように，ホットサンドやおにぎりなどで食事量を多く感じさせない工夫が大切である．また，炊き込みごはんは主食と副菜を同時にとることができる．

水泳選手は水中での練習時間が長く，骨密度が低くなりやすい．副菜には骨形成に欠かせないカルシウムを多く含む食材（乳製品，小魚，緑黄色野菜など）を用いるとよい．

献立例　（1 人分の摂取量．レシピは p.159 参照）　**エネルギー：4,016 kcal**

	区分	料理	栄養価
朝食	主食・主菜・副菜	三色丼	エネルギー 1,194 kcal タンパク質 37.5 g 脂質 23.8 g 食物繊維 13.4 g カルシウム 153 mg 鉄 4.6 mg ビタミンC 80 mg
	副菜	オクラと豆腐の味噌汁	
		カボチャの煮物	
	果物	ネーブルオレンジ	
昼食	主食・主菜	ホットサンド	エネルギー 1,145 kcal タンパク質 44.5 g 脂質 42.3 g 食物繊維 21.0 g カルシウム 466 mg 鉄 6.8 mg ビタミンC 136 mg
	副菜	クラムチャウダー	
		小松菜のサラダ	
	果物	キウイフルーツ	
夕食	主食	炊き込みごはん	エネルギー 1,159 kcal タンパク質 44.5 g 脂質 16.9 g 食物繊維 11.9 g カルシウム 594 mg 鉄 6.1 mg ビタミンC 43 mg
	主菜	カツオのたたき	
	主菜・副菜	豚汁	
	副菜	ワカメの酢の物	
	乳製品	牛乳	
間食	乳製品・果物	フルーツヨーグルト	エネルギー 519 kcal タンパク質 8.7 g 脂質 13.1 g 食物繊維 3.9 g カルシウム 317 mg 鉄 1.0 mg ビタミンC 72 mg
	いも	大学いも	

E. 短距離走

[食事バランス]（対象者：成人男性/70 kg）

短距離走は強いパワーを持続させる必要がある．筋力を高めるために，タンパク質をしっかりとる．主菜にはタンパク質が多く脂質の少ない食材を選ぶ．スタミナを持続させるために，主食はごはん食がよく，副菜はタンパク質と糖質を多く含む豆類を用いるとよい．

骨，腱，靭帯などを強くするために，牛乳・乳製品や果物をしっかり摂取する必要がある．これらの食材はジュース，シャーベット，サラダなどにアレンジするなど，調理方法を工夫するとよい．

献立例（1 人分の摂取量．レシピは p.159 参照）　**エネルギー：2,692 kcal**

	区分	料理	栄養価
朝食	主食	ごはん	エネルギー 869 kcal タンパク質 33.7 g 脂質 19.9 g 食物繊維 11.1 g カルシウム 281 mg 鉄 3.0 mg ビタミンC 103 mg
	主菜	サケのチーズ焼き	
	副菜	千切り野菜汁	
	副菜	長いもの浅漬け	
	果物	キウイフルーツ	
昼食	主食・主菜・副菜	三色丼	エネルギー 927 kcal タンパク質 31.5 g 脂質 20.3 g 食物繊維 10.9 g カルシウム 140 mg 鉄 4.1 mg ビタミンC 79 mg
	副菜	オクラと豆腐の味噌汁	
		カボチャの煮物	
	果物	フルーツサラダ	
夕食	主食・副菜	豆ごはん	エネルギー 713 kcal タンパク質 34.1 g 脂質 12.8 g 食物繊維 15.0 g カルシウム 278 mg 鉄 5.3 mg ビタミンC 49 mg
	主菜	カツオのたたき	
	主菜・副菜	豚汁	
	副菜	春雨サラダ	
	野菜・乳製品	小松菜ジュース	
間食	乳製品・果物	ヨーグルトシャーベット	エネルギー 183 kcal タンパク質 3.8 g 脂質 2.9 g 食物繊維 1.5 g カルシウム 140 mg 鉄 0.3 mg ビタミンC 50 mg

試合当日の弁当（昼食）のポイント

試合日の昼食は，試合数や試合の空き時間により食べられる量や時間帯が変わる．試合がその日に 1 試合しか予定されていなかったり，複数回試合があってもその間隔が十分に空いている場合は，多めの主食に主菜，副菜がバランスよく含まれた弁当を食べるようにする．また，果物や 100%果汁飲料等でビタミンを補う必要がある．

1 日に複数回試合がある場合や試合の間隔がわからない場合は，消化がよく少ない空き時間で食べられるものを準備しておくことがポイントとなる．時間や体調によって調節できるように，主食となるごはんを小さめのおにぎりなどにして分けて多めに持っていくとよい．主菜や副菜もゆで卵，ゆで野菜，煮物など分けて食べられるものであれば，状況に応じて調節しやすい．

時間をとって昼食を食べられそうにないときは，エネルギー補給食品やバナナなどの高糖質・低脂肪でありビタミンも補給できるような食品を持っていくと，試合の合間のエネルギー回復や疲労回復に有効である．

8.3 中食・外食などの活用と運動・スポーツ栄養

近年，食の外部化が進み，レストランやファストフードをはじめとする外食や，家庭ですぐに食べられる惣菜料理やレトルト食品などの中食が増加している．外食や中食を活用することで，遠征中やトレーニングなどで料理ができない状況でも，食生活デザインを実践しやすくできる．ただし，メニューや商品の選択によって，栄養バランスを崩しやすい特徴もあるので，注意が必要である．

A. 外食の種類と改善法

外食とは，おもに飲食店での食事のことであり，飲食店の種類によってメニューの特徴が分かれる．外食であっても，主食（ごはん，パン，めんなど），主菜（肉，魚，卵，大豆製品），副菜（野菜，きのこ，いも，海藻など）をそろえることを基本とし，牛乳・乳製品（ヨーグルト，チーズなど）や果物はビタミン，ミネラルの大切な供給源であるため，状況に応じて摂取する（表8.1）．一度の外食でこれらをそろえられない場合には，間食や補食として不足分を補う．

a. エネルギーと脂肪のとりすぎに注意したい洋食メニュー

ファミリーレストランや洋食店などは，メニューが豊富で選択の仕方次第では，

	改善前	改善後
洋風レストラン	ごはん，月見ハンバーグ 味噌汁，漬物 炭酸ジュース2杯，コーヒー1杯	ごはん，きのこのみぞれハンバーグ 野菜サラダ，味噌汁，漬物 オレンジジュース（果汁100%）1杯
ファストフード	ハンバーガー，フライドチキン フライドポテト，炭酸ジュース	ハンバーガー，野菜サラダ フルーツヨーグルト オレンジジュース（果汁100%）
和風定食屋	ごはん，豚ロースカツ 味噌汁，漬物	ごはん，豚ヒレカツ，ひじきの煮物 味噌汁，漬物
めん類系	チャーハン，中華そば 焼きギョウザ	おにぎり2個，チャンポンめん 焼きギョウザ
居酒屋	ピザ1/8切 天ぷら（エビ，カボチャ，ピーマン） 揚げだし豆腐，鶏唐揚げ，焼き鳥 枝豆，グリーンサラダ，生ビール3杯	おにぎり2個 天ぷら（エビ，カボチャ，ピーマン） 冷奴，刺身（タイ，マグロ） 枝豆，海藻サラダ，生ビール1杯

表8.1　おもな外食メニューと改善例

栄養バランスをとりやすい．主菜に野菜やきのこが添えられたメニューを選ぶと，エネルギー，脂肪，タンパク質のとりすぎを防ぐことができる．また，サラダバーも，安価で野菜や果物のビタミン・ミネラルをしっかりとれるので，おすすめである．

注意点は，和食中心の定食店に比べると，ファミリーレストランや洋食店などは主菜のボリュームが多いため，脂肪のとりすぎに注意する．主菜に使われる食材では，特にひき肉は脂肪が多く，ハンバーグは見た目よりエネルギーと脂肪が多い．ファストフード店も同様で，ハンバーガーやフライドポテトなど，高エネルギー・高脂肪の組み合わせになりやすい．また，肉の部位では，ロースよりもヒレのほうが脂肪の量を抑えることができる．

高エネルギー・高脂肪の食事では，体重管理がしにくく，競技力低下にもつながるので注意したい．栄養表示を参考にしながらメニューの組み合わせを選ぶとよい．

サラダバー活用術！

サラダバーの中身を見るとトマト，レタス，キュウリなどの生野菜，ブロッコリーやアスパラガスなどの温野菜，ポテトサラダ，マカロニサラダといったマヨネーズで和えてあるもの，店舗によっては海藻，果物まである．これらの中からビタミンやミネラルを十分補給するには，彩りよく多種類の食品を選び，ポテトサラダのような脂質含量が高いマヨネーズで和えてあるものに偏らないようにするとよい．おかわり自由なので，たっぷり野菜を食べることができる．

b. 糖質に偏りやすいそば・うどん・ラーメン店

めん類の専門店は，単品のみや，めんとごはんの組み合わせで糖質だけに偏りやすい．糖質の利用を高めるには，他の栄養素も一緒に摂取できるメニュー選びがポイントとなる．たとえば，中華そばをチャンポンめんに変えると，野菜やきのこ，魚介類など食材の種類が増えるので，栄養バランスが改善される．そばやうどんでも同じことで，具沢山の料理選択が大切である．

めん類だけでは腹もちが悪いため，主食をさらにプラスして食べる場合，チャーハンなどの炒め料理よりもおにぎりなどで余分な脂肪をおさえてエネルギー補給するのがコツである．

c. 居酒屋はアルコールの量とおつまみの選び方がポイント

アルコールの飲みすぎは肝臓に負担をかけ，疲労回復を遅らせる原因となる．普段は適正量を守ることと，体調管理を強化したい時期は禁酒とするのがよい．

適正量はビール（中びん）1本，日本酒1合，ワイン1.5杯，焼酎1合弱，ウイスキー（ダブル）1杯である．

また，アルコールと一緒にとるおつまみは脂っこいものを避けたほうがよい．アルコールは脂肪よりも先に代謝されるため，体重管理や体調管理にはマイナスである．

ビールと食塩ー「のどごしのうまさ」「1杯目のビールは格別」とは

舌の味蕾（みらい）は甘さや辛さを感知し，喉の味蕾は水気やアルコールを感じとる．暑いときに飲む冷たいビールがおいしいのもよくわかるが，喉の味蕾は飲み続けると刺激が鈍くなり飲み疲れが起こる．しかし，塩分のあるつまみを食べることでアルコールの感度が鈍くなって飲み続けるようになる．薄味が飲みすぎの予防になる．

d. 宿泊施設（合宿や遠征先での食事）

トレーニングのための合宿や試合での遠征で，ホテルや旅館を利用することも多い．以下の注意点を参考に，要望を宿泊施設側へ伝え，できるだけ希望に添ってもらうよう依頼する．

[注意点]

①食中毒予防のため，生ものは提供しない（必ず加熱してもらう）．

②毎食，果物，牛乳，ヨーグルトを自由にとれるよう準備する．

③調理法は揚げ物に偏らない．

④主食，主菜，副菜を十分にとれるように準備する．特に主食は一般客よりも多めに用意する．

⑤トレーニング後すぐに食事をとれるよう食事時間を設定する.

合宿中はバイキング形式で食事提供されることも多い. あらかじめ正しい食事の選び方について, 選手たちへ栄養教育を行っておくことが必要である.

B. 中食(なかしょく)の種類と改善法

中食とは, 日もちのしないすでに調理されたものを購入し食べる食事のことをさす. 一般には, 調理済み食品や惣菜, 出来合いものなどと呼ばれ, スーパーマーケットやデパートの食料品売り場, コンビニなどで多く販売され, 広く利用されている. 最近では, デリバリータイプの中食の利用者も増えている. ここでは, 中食にひと手間加えることでより効果的に栄養価を高める工夫を紹介する.

a. 弁当や丼ものを購入する場合

コンビニやスーパーマーケットなどには, 弁当や丼ものなど, 主食と主菜のそろった商品が多くみられる. これまでは揚げ物中心で高エネルギー・高タンパク質が主流だったが, 若年女性や高齢者を意識した低エネルギーの商品も増えている. 減量が必要な場合は, 揚げ物や炒め物よりも, 照り焼きや焼き魚, 蒸し料理を選択するとよい.

注意点は, 副菜になる野菜料理が少ないことである. 副菜は自宅で用意したり, 買い足したりして1～2品を付け加えると栄養バランスが改善される(図8.2).

(例1)

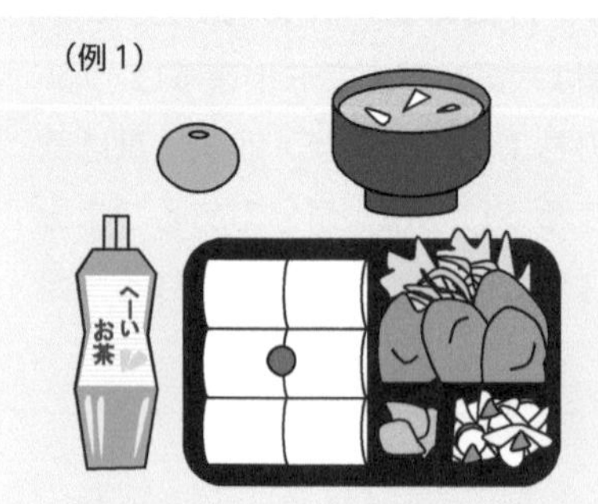

鶏唐揚げ弁当(ごはん, 唐揚げ, レタス, マカロニサラダ, 漬け物)
豚汁　ミカン　麦茶

(例2)

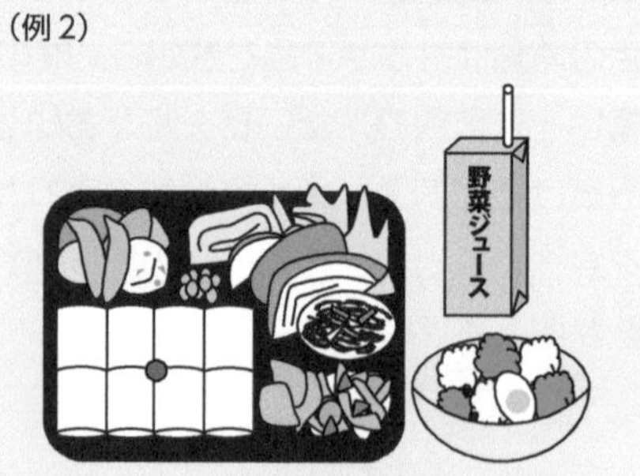

幕の内弁当(ごはん, 焼き魚, 唐揚げ, 卵焼き, かまぼこ, 煮物, 煮豆, ひじき, 酢の物, レタス, 漬け物)　温野菜サラダ　野菜ジュース

図8.2　弁当との組み合わせ方

b. 単品の商品を組み合わせる場合

単品商品の組み合わせは, 試合の日など, 場所を選ばず, 分割して食べられるメリットがある.

注意点は, ごはんやパン類など糖質の多い主食に偏って選びがちになることである. 主菜の卵や肉, 魚料理でタンパク質を, 野菜や果物, 乳製品で怪我の予防や疲労回復に欠かせないビタミン・ミネラルを補給できるように用意する(図8.3).

図 8.3　単品の組み合わせ方

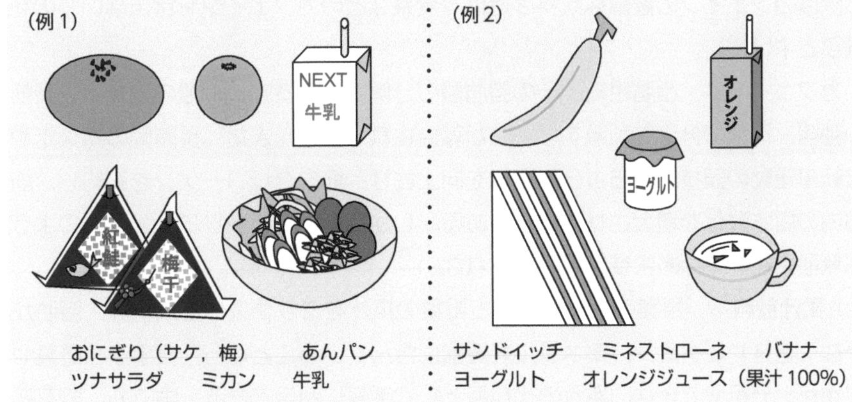

コストはかかるが，競技力向上には重要である．

足りない栄養を考えて単品商品を買い足す時の参考に，コンビニの単品メニューを主食・主菜・副菜・乳製品・果物に分類して紹介する（表8.2）．

表 8.2　コンビニの単品メニュー

主食	ごはん，おにぎり，寿司，丼もの，チャーハン，ドリア，パン，サンドイッチ，うどん，そば，冷やし中華そば，パスタ，やきそば，お好み焼き，シリアル，中華まん，レトルトごはんなど
主菜	鶏唐揚げ，ハンバーグ，サラダチキン，ゆで卵，卵焼き，焼き魚，ギョウザ，シュウマイ，かまぼこ，ちくわ，魚の缶詰，豆腐，納豆，ハム・ソーセージなど
副菜	各種野菜サラダ，煮物，和え物，ヒジキの煮つけ，きんぴらごぼう，枝豆，レトルトのスープなど
乳製品	ヨーグルト，牛乳，チーズなど

c.　常備しておくと便利な食品（表8.3）

上述のように，中食の商品は１商品で栄養バランスを整えることは難しい．レトルト食品や冷凍食品は賞味期限が長く，保存しやすいので，常備しておくと便利である．調理時間も短時間で，簡単に栄養バランスを整えることができる．

表 8.3　常備しておくと便利な食品

主食	冷凍ごはん，冷凍うどん，乾めん（うどん，そば，パスタ）
主菜	冷凍食品 (肉料理，魚料理），レトルトパウチ（肉料理，魚料理，卵料理），缶詰（ツナ，イワシ，サバなど）
副菜	乾燥ワカメ，麩，干しシイタケなどの乾物，冷凍野菜

C.　運動・スポーツに適した飲み物

a.　嗜好飲料

(1) 嗜好品（コーヒー，紅茶，緑茶）　コーヒーや紅茶，緑茶には興奮作用のあるカフェインが含まれている．カフェインは鉄の吸収を妨げる作用があるので，食事の際はカフェインの豊富な飲料は避け，麦茶などのカフェインを含まないものを選ぶとよい．

カフェインは，脂肪組織からの脂肪酸の分解と血清遊離脂肪酸の増加，平滑筋の弛緩，胃酸の分泌を刺激することが報告されている．また，長時間の持久走や自転車運動の競技能力および仕事量を向上させ，筋肉グリコーゲンを節約し，筋肉内の脂肪酸化を増大させる働きがある．しかし，ウエイトリフティングのような無酸素運動ではあまり効果はみられない．

(2) 果汁飲料　果実の搾汁や果実と野菜の搾汁をミックスした飲料は，脂肪が少なく糖質やビタミン，ミネラルを豊富に含んでいることから，食事から野菜や果物が十分摂取できない場合の代用品として手軽に利用できる．中でも，野菜系の飲料にはβ-カロテンが豊富に含まれている（図8.4）．また，果物に多く含まれるフルクトースは，運動中に摂取しても脂肪代謝を妨げず，さらに筋肉グリコーゲンの分解をおさえることから運動中のスタミナ維持に働く．柑橘類に多く含まれるクエン酸は，運動後にグルコースと一緒に摂取するとグリコーゲン合成を高めることからも，果汁飲料は野菜や果物をとれないときのスタミナ維持，疲労回復に効果的な飲料といえる．

(3) 炭酸飲料　炭酸飲料は爽快なのど越しが特徴的な飲料であるが，摂取の賛否が分かれる．炭酸飲料に含まれる炭酸水は酸性のため酸味があり，飲みやすくするために多くの砂糖が使われている．そのため，水分補給として飲むと，糖分の過剰摂取をひき起こす．また，炭酸飲料にはリンが多く含まれているので，カルシウムの吸収を阻害する恐れがある．胃腸に膨満感を生じることも競技能力の低下をひき起こす要因と考えられている．

一方，炭酸水に含まれる重炭酸は，筋肉にたまった酸を緩衝する疲労回復作用があり，外国では代表チーム公認の微炭酸飲料もつくられている．

b. ソフトドリンク

ソフトドリンクは，運動による多量の発汗から起こる脱水症状の予防やエネル

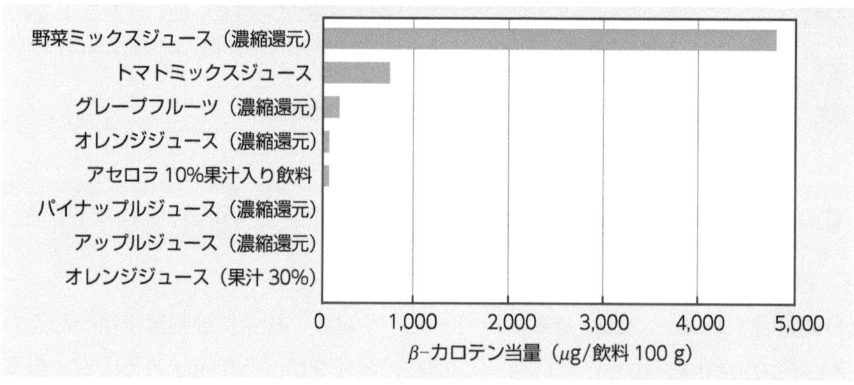

図 8.4　果汁・野菜飲料のβ-カロテン含量
［文部科学省，日本食品標準成分表 2020 年版より］

ギー源となる糖質，汗中に失われた電解質を補い，持久力を維持する役目をもっている．そのため，市販のソフトドリンクは，水分に少量の糖質(4～8%)や少量の塩分(0.1～0.2%)を含んでいるものがよい．

(1) ソフトドリンクの浸透圧　水分補給で大切なのは飲む量ではなく体に吸収されるスピードである．このような体液の水分移動は浸透圧で決まる．摂取した水分は，胃を通過し腸で吸収されるが，ソフトドリンクに含まれる糖質や電解質などの濃度が体液よりも濃く浸透圧が高い場合，逆に消化管から体液が分泌され，ソフトドリンクの濃度を薄めようとする．そのため，水分補給がスムーズに行われなくなる．一方，ソフトドリンクの濃度が体液よりも薄く浸透圧が低い場合は，ソフトドリンクの水分をスムーズに吸収することができる．

体液の浸透圧は，約290 mOsm/kg H_2Oに保たれていることから，ソフトドリンクの溶質濃度は500 mOsm/L以上は避け，330 mOsm/L以下が望ましいと考えられている．

(2) 運動とソフトドリンク　ソフトドリンクの摂取は，水分補給がおもな目的だが，運動の種類や強度，摂取する目的，環境条件，タイミングなどに応じて，摂取法や組成を工夫することが必要である．

マラソンや自転車，サッカーのように暑熱環境下で行う持久性の運動は，脱水や熱障害を起こしやすいので，すみやかな水分補給が行えるよう，比較的濃度の低いソフトドリンクを摂取する．一方，短距離走やパワーリフティングなどの瞬発系運動や脱水の心配のない温度環境下で行う運動の場合は，糖質でエネルギー補給をして競技能力の向上を優先し，高濃度の糖質を含んだソフトドリンクを摂取する．

脱水を起こさないためには，喉の渇きを感じる前に補給することが基本である．また，水分をすみやかに吸収するには，胃をすばやく通過できる状態でなくてはならない．そのため，食事は運動の3～4時間前にはすませ，1～2時間前にソフトドリンクで水分やミネラル，ビタミン補給を行うことが必要である．運動前，運動中，運動後のソフトドリンクの摂取については，表8.4のようなガイドラインが示されている．

[水分補給と糖質補給の使い分けのポイント]

①水分が必要なのか，それともエネルギーが必要なのか，まず第一に必要としているほうを充足させる．

②暑い日に競技をしたり，湿度の高い室内でトレーニングや競技をしたりするときのように水分補給が必要であれば，少し薄めのソフトドリンクを選ぶ．

③冬季競技や比較的軽めの運動を非常に長い時間，涼しい日に行う場合には，発汗による水分の脱失は少なく，脱水はあまり恐れる必要はない．そういう場合には，水分を犠牲にしてエネルギーをもっと補えるよう，ソフトドリンクに含

表 8.4　糖質液摂取のためのガイドライン

① 1 時間以内の運動	6 ～ 10%の糖質液 300 ～ 500 mL を運動前（0 ～ 15 分）に摂取し，運動中は発汗量のおよそ半分を冷たい水（5 ～ 15℃）で摂取
② 1 ～ 3 時間の運動	運動前に 300 ～ 500 mL の水を摂取し，運動中は 10 ～ 20 mEq の Na^+および Cl^-を含む 6 ～ 8%の糖質液を 1 時間あたり 500 ～ 1,000 mL（ほとんどの運動に見合う量は 800 ～ 1,600 mL）摂取
③ 3 時間を超える運動	運動前に 300 ～ 500 mL の水を摂取し，運動中は 1 時間あたり 20 ～ 30 mEq の Na^+および Cl^-を含む 6 ～ 8%の糖質液を 500 ～ 1,000 mL 摂取
④運動後	30 ～ 40 mEq の Na^+および Cl^-を含む 5 ～ 10%の糖質液を 1 時間あたり最低でも 50 g の糖質を補充するように摂取

［森谷敏夫ほか編，スポーツ生理学，朝倉書店（1997）；C. V. Gisolfi and S. M. Duchman, *Med. Sci. Sports Exerc*, **24**, 679–687（1992）より］

まれる糖質の量を増やす．

④競技後あるいは競技の合間に（たとえばトーナメントのときなど），糖質と水分の両方を補給するようなソフトドリンクをとると，理論的には回復が促進される．つまりそうすることによって，1 日のあるいは連日の競技に伴って貯蔵グリコーゲンが徐々に枯渇していくのを防ぐことができる．

8.4　運動・スポーツにおけるサプリメントとドーピング

運動パフォーマンスを効率的に高めるためには，質の高いトレーニングを継続するとともに，適切な栄養管理が必要である．栄養管理においては，どの食品を，どれくらい，どのように食べるか，目的や身体特性に応じて考えなければならない．食品には，栄養を供給する役割（1 次機能），嗜好を満たす役割（2 次機能），さらには生体を調整する役割（3 次機能）がある．これらいずれの役割も運動・スポーツにおいて重要であるが，いかにパフォーマンスの向上やコンディションの調整に役立てるか考えるうえで，サプリメントとドーピングに関する基本的事項を知っておかなければならない．

A.　サプリメントとは

日常の食生活において，適切な栄養を摂取することは健康，体力を維持するために必須である．競技あるいはレクリエーションとして運動・スポーツを行う際には，健康であることが前提であり，感染や運動器障害，循環器障害がある状態では高いパフォーマンスを発揮することはできない．個々の目的を達成するためには，まず健康維持・増進のための食生活に十分配慮して体調管理に努めるべきである．

身体活動時には筋収縮のためのエネルギー基質を確保するため，安静時よりも高いエネルギー摂取量が必要となる．また，発汗にともなう脱水を防ぐため，水分，ミネラルの摂取にも十分留意しなければならない．すなわち，運動，スポーツ時には，身体活動の増加にともなう生体応答を考慮し，必要量の増加する栄養素の摂取に配慮すべきである．

食品の中には，運動機能の向上を期待されている成分もある．たとえば，骨格筋の有酸素代謝能を改善して持久能力を高めたり，タンパク質合成能を高めて筋力を向上させたりする可能性のある成分が報告されている．しかし，試験管内の試験や動物試験など，ごく限られた試験条件でのみ得られた結果も多く，それらの科学的根拠には注意する必要がある．

2001年に保健機能食品制度が施行され，国からの許可の必要性や目的，機能の違いなどにより，栄養機能食品と特定保健用食品の分類がなされてきた（図8.5）．また2015年からは，事業者の責任において機能性を表示できる分類として機能性表示食品が加わった．一方，サプリメントは，法律上の定義はないものの，元来，栄養を補助（Supplement）する食品として発展し，健康食品の一種として認識されている．食品の分類上でも，保健機能食品ではなく一般食品に該当し（図8.5），カプセル，錠剤，粉末などの形状をしたものも多い．そのため，さまざまな種類のものが玉石混合の状態で市場に出回っているのが現状である．運動・スポーツ時における使用を推奨しているサプリメントも多く存在するが，特に3次機能を期待する微量成分については，効果の検証や安全性評価が不十分であるものも多いことを認識しておかなければならない．サプリメントを安心かつ効果的に利用するためには，今後さらなる科学的根拠を蓄積していくとともに，適切な利用にむけたガイドラインを確立，改訂していくべきである．

図8.5　食品の分類とサプリメント

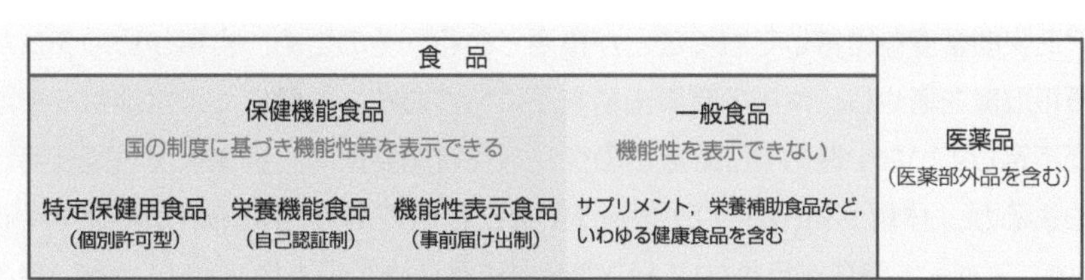

B.　運動によって不足しやすい栄養素

運動を行うことにより，エネルギー基質，水分，ミネラルをはじめ，多くの栄養素の必要量が増加する．運動時の生体応答とともに，不足しやすい栄養素について理解することで，適切な栄養管理に生かすことができる．また，栄養素の必要量を確保する目的において，サプリメントの在り方の理解につながる．

a. 水・電解質

水は成人体重の60%を占める人体のおもな構成成分である．体液循環における媒体，エネルギー代謝における化学反応，老廃物の排泄，体温の維持など諸機能の恒常性に関わる．運動の強度や環境温に依存して体温は上昇し，熱放散のために発汗が起こる．その結果，多くの水分やナトリウムなどのミネラルを喪失する．発汗にともない体液量が減少し，浸透圧が上昇すると，体温調節機能，循環機能をはじめ諸機能が低下し，熱中症のリスクが高まる．運動機能を維持するためには，運動の前後ならびに運動中に適切に電解質を含む飲料を適宜補給する必要がある．

b. 糖質

筋収縮のためのエネルギー基質は，多くが糖質と脂質により賄われる．それらは，食事から摂取することによって，あるいは体内貯蔵源が異化されることによって供給される．エネルギー基質としての脂質の体内供給源は，脂肪組織をはじめ，肝臓，骨格筋などの臓器にも蓄積される中性脂肪であり，食事から意識して摂取しなくとも容易に枯渇することはない．一方，糖質は，グリコーゲンとして，骨格筋や肝臓に少量蓄積されるのみで，食事における糖質摂取不足や身体活動によって容易に枯渇してしまう．したがって，絶えず糖質によるエネルギー供給を行うためには，3度の食事とともに運動前後，場合によっては運動中においても意識して摂取することが望ましい．

c. タンパク質

筋肥大を目的として行われるレジスタンス運動は，成長ホルモンの分泌や成長因子の生成を高め，タンパク質の合成を刺激する．レジスタンス運動の効果を引き出すためには，筋タンパク質の基質となる筋細胞内のアミノ酸プールや血液中のアミノ酸濃度を維持しておくことが重要である．そのため，食事からのタンパク質摂取量を増やし，体内の窒素出納を正にしておく．一般に，エネルギー摂取量が不足していない時の1日あたりのタンパク質必要量は，身体状況や競技特性にもよるが，体重1 kgあたり1.2～1.7 gとされており（ACSM Position Stand, 2009），スポーツ競技を行わない人の食事摂取基準推奨量より20%以上多い量となる．また運動直後のように体タンパク質合成能の活発なタイミングに合わせて摂取するのが望ましい．しかし，量やタイミングを考慮した理想的なタンパク質摂取を継続するのは容易ではなく，不足しやすい栄養素の1つといえる．

d. 微量栄養素

糖や脂肪，アミノ酸の代謝過程において，ビタミンやミネラルは補酵素として重要な役割を担う．そのため，身体活動に伴う代謝の亢進によって，ビタミンやミネラルなどの微量栄養素の必要量が増す．特にビタミンB群は，エネルギー産生栄養素の多くの代謝過程にかかわっており，スポーツ選手や運動愛好家において不足しやすい栄養素といえる．また，運動時には活性酸素種の生成が増加するため，特に激しい運動を行うスポーツ選手ではビタミンA，C，Eやカロテノイド，ポリフェノールなどの抗酸化成分の摂取にも配慮すべきである．

C. サプリメントの考え方と活用

従来より，サプリメントは食事から必要量を確保するのが困難な栄養素を補給する目的に利用されてきた．すなわち，食品の1次機能を補助することが主たる目的とされ，スポーツ現場においても栄養素の需要増加に応じて摂取量を調整するためにサプリメントが活用されてきた．しかし近年，食品成分の機能性についての科学的研究が進み，生体の諸機能の調整に寄与できる食品成分が報告されるようになった．また成分によっては，通常の食事からは摂取することが困難なほどの高用量を摂取した場合にだけ得られる効果もある．スポーツの現場においてもコンディションの調整やパフォーマンスの向上を目的に，さまざまな食品成分を含むサプリメントとしての利用価値が検討されている．

a. 不足栄養素の補給

先に述べたように，スポーツ活動時には水分や栄養素の需要が高まる．そのため，スポーツ活動において不足しやすい栄養素を補い，食品の1次機能を満たすことを目的としたサプリメントが開発されている．穀類，果物，飲料から比較的容易に摂取できる糖質と比べて，タンパク質や微量栄養素については食事から必要量を確保することが容易ではない．そのため，不足しやすい栄養素を強化した食品やサプリメント(粉末，錠剤，カプセル)の利用が普及している．

b. 簡便性を利用した活用

運動時の栄養を最適化するためには，摂取する栄養素の種類や量だけでなく，タイミングを考慮する必要がある．たとえば，筋タンパク質の合成は成長ホルモンの分泌が著しい運動直後に高まるので，運動終了後，できるだけ早く食事をとり，骨格筋にアミノ酸を供給することが望ましい．しかし，実際に運動直後に食事を準備して摂取することは困難な場合が多い．そのため，タンパク質やアミノ酸の粉末を飲料に溶かして，簡便に摂取することができれば，タイミングを考慮した補給を容易に達成しやすい．

c. 吸収速度に着目した活用

特定の栄養素をサプリメントとして摂取する際の特徴の1つは，速い吸収スピードがあげられる．たとえば，タンパク質の粉末を摂取した場合，同量を食品から摂取した時と比べて吸収が早く，すばやく骨格筋に到達する．また，筋組織を高濃度のアミノ酸に暴露することによってタンパク質合成が高まることも知られており，単に摂取量を確保するだけでなく吸収速度を意識したサプリメントの活用にも価値を見出すことができる．一方，吸収の早いサプリメントを摂取すると，血液中濃度は摂取後ただちに上昇しピークに達するが，すみやかに低下してしまう．その点，食事からの摂取では消化・吸収が緩やかであるため，長時間にわたって血液中アミノ酸濃度をある程度の濃度に維持することができる．したがって，サプリメントに頼った栄養素補給は食事の代わりになり得るものではなく，その特徴を理解して上手に利用するのが理想である．

d．食品の3次機能を期待した活用

天然の食品に含まれる微量成分が，さまざまな機能を有していることが明らかになってきた．それらの多くは摂取しないことによる欠乏症は認められないものの，多量に摂取することで生理機能を調整する，いわゆる食品の3次機能を有するものである．そのような成分の多くは，食品に微量しか含まれていないため，通常の食事から機能を発揮できる量を摂取するのは難しいとの理由で，高濃度含有した錠剤やカプセルの形での有用性が提案されている．エネルギー代謝を活性化するもの，筋タンパク質合成を高めるもの，炎症や酸化ストレスを軽減するものなど，スポーツ現場にうまく活用することでコンディションの調整やパフォーマンス向上が期待できると考えられている．しかし，期待される効果が確実に得られるものは存在せず，動物実験や試験管内における限られた条件下での研究成果のものも多いため，利用には注意が必要である．

D．過剰摂取による症状

体内における栄養素の必要量に対して，摂取量が過剰である場合，さまざまな症状を誘発する可能性がある．たとえば，ビタミンAでは，頭痛をともなう脳脊髄液内圧の上昇，カルシウムでは泌尿器系結石や軟組織の石灰化，鉄では臓器沈着による障害が起こり得る．また，過剰な抗酸化成分の摂取は，トレーニングによる有意義な適応をかえって阻害することも指摘されている．

通常の食品から栄養素を摂取する場合，過剰摂取になることはほとんどあり得ない．一方，微量栄養素をサプリメントから摂取する場合，食品から摂取する数十倍もの量になることもあり，過剰症のリスクが高まる．これを避けるため，「日本人の食事摂取基準（2020年版）」では，健康障害をもたらすリスクがないとみなされる習慣的な摂取量の上限として耐容上限量を定めている．

E．ドーピングとは

ドーピング（doping）とは，スポーツにおいて禁止されている物質や方法によって競技能力を高め，自分だけが優位に立ち，勝利を得ようとする行為である．意図的であるかどうかに関わらず，ルールに反するさまざまな競技能力を高める方法や，それらの行為を隠ぺいすることもドーピングに位置付けられる．

ドーピングは，対戦相手，チームメイトやスタッフ，応援してくれる人などに

対する裏切り行為であり，スポーツ競技の成立に背く反社会的行為である．また，薬物の副作用により，循環器異常，内分泌系の攪乱，精神異常など健康障害につながる．

ドーピングに反対し，スポーツが成立するための，教育・啓発や検査などのさまざまな活動をアンチ・ドーピングという．このアンチ・ドーピングにおける国際機関として世界アンチ・ドーピング機構（World Anti-Doping Agency：WADA）が1999年に設立され，国際的共通ルールとして世界アンチ・ドーピング規定（World Anti-Doping Code）が定められている．わが国においても，2001年に日本アンチ・ドーピング機構（Japan Anti-Doping Agency: JADA）が設立され，世界アンチ・ドーピング規程に沿った検査の実施や教育・啓発活動，調査・研究活動を担っている．なお，禁止物質，禁止方法の記載された世界アンチ・ドーピング規定禁止表国際基準（図8.6）は，新しい薬の開発状況や，ドーピングの世界的傾向をもとに，毎年1月1日に更新されている．

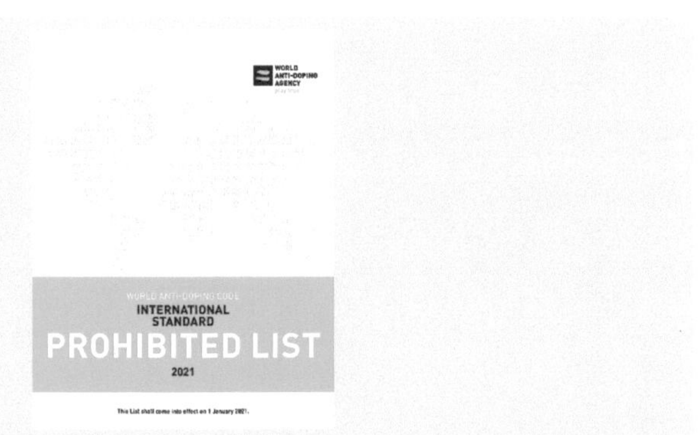

図8.6　世界アンチ・ドーピング規定 禁止表国際基準（最新版表紙）
［提供：世界アンチ・ドーピング機構］

F.　ドーピングに関する薬の知識

ドーピング検査において，世界アンチ・ドーピング規程において禁止されている物質が検出された場合，意図なく使用した場合であってもルール違反となる．そのため，運動能力に影響ないと考えられるような市販薬であっても，それらの中に禁止物質が含有されていることがある．

市販の総合感冒薬の多くには，エフェドリンやマオウなど興奮剤が含まれている．点鼻薬，鼻炎スプレーにも興奮剤が含まれることがあり注意が必要である．また漢方薬は，天然の植物や鉱物から得られる生薬を複数調合したものであるが，未知のものを含む多成分の複合であり，興奮剤をはじめさまざまな禁止物質を含むことがある．

一方，禁止物質や禁止方法に該当しないものであれば，用法用量を守り使用することができる．そのため，体調不良や怪我などで薬の使用が必要な場合は，禁止物質や禁止方法に該当しないことを，担当医や薬剤師に確認するべきである．2009年より，JADA公認スポーツファーマシストの資格認定制度が発足し，最新のアンチ・ドーピング規程に沿った情報をもとに相談することができる．

サプリメントとして市販されている製品の中にも，禁止物質が混入していることが問題になっている．サプリメントは食品ではあるが，原材料，含有成分をすべて表示する義務がないため，予期しないものが含まれる恐れがある．特に海外製のものを個人輸入などの方法で購入する際には注意が必要である．JADAは，2019年に「スポーツにおけるサプリメントの製品情報公開の枠組みに関するガイドライン」を策定し，サプリメントによるドーピング違反発生リスクの低減ならびに情報発信の枠組みを示している．

1) 体力向上と身体活動・運動の改善には「競技力向上の食生活デザイン」を活用する.
2) 運動する人の食事は，競技特性，体力づくりの目標，トレーニング方法によっても異なり，各人の体力に合わせて計画をたてる.
3) 1日の食事は朝食，昼食，夕食に3：4：3の割合で配分する.
4) 食事量を増やす場合（4,000 kcal/日以上）には間食を設ける.
5) 献立の作成には，旬の野菜や果物でビタミン，ミネラルを補給することがポイントになる.
6) 選手の食事を計画したあとも定期的に栄養アセスメントを行い，調整していくことが大切である.
7) 球技系種目は持久力と筋力の両方を必要とするため，糖質とタンパク質をバランスよく摂取することがポイントとなる.
8) 持久系種目はたくさんのエネルギーを必要とするため，糖質と脂質をバランスよくとることが重要である.
9) 瞬発系種目は筋肉量を増やし，大きなパワーとスピードを身につけることがポイントになり，良質なタンパク質を十分にとることが大切である.
10) 瞬発系種目は脂肪のとりすぎにも注意し，主菜には脂肪の少ない豆腐や鶏肉を利用する.
11) 外食は，油を使った料理のとりすぎに注意し，主食，主菜のほかに野菜を使った副菜2品を目安に摂取する.
12) 惣菜などの中食は，別の食材を追加するなどひと手間かけると栄養のバランスがよくなる．調理作業の短縮にもなるので上手に利用する.
13) コンビニ食だけでは野菜が不足しがちになるので，サラダや果物，果汁100%ジュースなどを組み合わせると栄養バランスがよくなる.
14) スポーツドリンクは水分と糖質のどちらを必要とするかによって種類を使い分ける.
15) サプリメントは，簡便に栄養素を補給できる特徴を考慮して活用すべきである.
16) 栄養アセスメントの結果に基づいて，サプリメントを使用することが望ましい.
17) 意図的であるかどうかに関わらず，ルールに反するさまざまな競技能力を高める方法，それらの行為を隠ぺいすることは，ドーピングとして扱われる.
18) サプリメントとして市販されている製品の中に，禁止物質が混入していることが問題となっている.

付録　競技別の栄養管理レシピ

材料はすべて 1 人分

A. サッカー(p.136 参照)

朝食

ホットサンド(ビーフ)

食パン	4 枚	上白糖	0.3 g
卵	1 個	水	小さじ 1
牛肉(もも)	50 g	醤油	小さじ 1/3
レタス	45 g	マヨネーズ	大さじ 1
酢	小さじ 1/2		

①鍋に酢，上白糖，醤油，水を加え，ひと煮立ちさせる．
②牛肉をひと口大に切り，①に加えて弱火で10 分煮込む．
③卵はゆでて，殻をむき，スライスする．
④食パン 2 枚は耳を切り離し，マヨネーズを塗る．
⑤食パンにパンの耳，レタス，牛肉，卵，レタスをはさみ，ホットサンドメーカーでキツネ色に焼く．
※残りの食パンは三角に二等分にして用いる．

野菜スープ

タマネギ	30 g	パセリ	0.1 g
ニンジン	20 g	コンソメ	2 g
絹さや	5 g	水	200 cc
生シイタケ	10 g	塩コショウ	適宜

①タマネギ・ニンジン・シイタケは 5 cm 角に切り，絹さやは筋を取り除く．パセリは葉の部分をみじん切りにする．
②鍋に水・タマネギ・ニンジン・シイタケを入れて加熱する．
③野菜が煮えたら，コンソメ・絹さやを加える．
④塩コショウで味を調え，パセリを散らす．

ポテトサラダ

ジャガイモ	50 g	ニンジン	10 g
ハム	10 g	マヨネーズ	大さじ 2/3
タマネギ	10 g	塩コショウ	適宜
キュウリ	15 g		

①ニンジンはいちょう切り，ハム・タマネギは千切り，キュウリは輪切りにする．タマネギは塩もみをし，水にさらしておく．
②ジャガイモとニンジンをゆでる．ジャガイモはゆでた後，マッシュ状にして冷やしておく．
③材料を調味料で和え，塩コショウで味を調える．

フルーツ

キウイフルーツ　1 個

昼食

三色丼

ごはん			茶碗 2 杯(370 g)
だし汁	60 cc	卵	1 個
上白糖	小さじ 4	豚ひき肉	60 g
醤油	小さじ 4	絹さや	50 g
塩	適宜	ショウガ	10 g

①卵を溶き，いり卵をつくる．
②だし汁・調味料をひと煮立ちさせ，豚ひき肉・おろしショウガを加えて煮詰める．
③絹さやは筋を取り除き，塩ゆでする．
④丼にごはんを盛り，三色の具を盛り付ける．

カボチャの煮物

カボチャ	60 g	醤油	小さじ 1
だし汁	60 cc	味りん	小さじ 1/3
上白糖	小さじ 1		

①カボチャは 3 ～ 4 cm 角に切る．
②鍋に材料をすべて入れて，中火で 20 分煮込む．

オクラと豆腐の味噌汁

オクラ	20 g	味噌	小さじ 2
絹ごし豆腐	10 g	だし汁	200 cc

①オクラは輪切りにし，豆腐は 2 cm 角に切る．
②鍋にだし汁を熱し，沸騰したら味噌を溶かしてオクラと豆腐を加える．

フルーツ

ネーブルオレンジ　1/4 個

夕食

ごはん

ごはん	茶碗 2 杯(370 g)

カツオのたたき

カツオのたたき	60 g
(タレ)	
醤油	適宜
酢	適宜
ショウガ	適宜
ニンニク	適宜
青ネギ	適宜

ワカメの酢の物

キュウリ	40 g	上白糖	少々
乾燥ワカメ	2 g	塩	少々
桜えび	5 g	ミニトマト	2 個
酢	小さじ 1 弱		

①ワカメを水で戻す．
②キュウリは輪切りにする．
③キュウリ・ワカメ・桜えびを調味料で和える．
④器に盛り付け，ミニトマトを添える．

牛乳

普通牛乳　コップ 1 杯

豚汁

豚もも肉	40 g	ゴボウ	10 g
木綿豆腐	30 g	しらたき	10 g
キャベツ	30 g	青ネギ	5 g
ジャガイモ	20 g	ショウガ	5 g
ニンジン	10 g	味噌	小さじ 2
ダイコン	10 g		

①キャベツはざく切り，ニンジン・ダイコンはいちょう切り，ゴボウはささがき，青ネギは小口切り，豚肉・豆腐・しらたき・ジャガイモは適度な大きさに切る．
②鍋に水・豚肉・ジャガイモ・ニンジン・ダイコン・ゴボウを入れて加熱する．沸騰したらキャベツも加える．
③野菜が煮えたら，豆腐・しらたきを加え，再び沸騰後，味噌・おろしショウガを加える．
④③を器に盛り，青ネギを散らす．

間食

フルーツヨーグルト

ヨーグルト	210 g
パイナップル	30 g
ネーブルオレンジ	20 g

①パイナップルとネーブルオレンジを適当な大きさに切る．
②ヨーグルトとフルーツを和える．

B. 野球(p.137 参照)

朝食

ごはん(p.156 参照)

ジャガイモの味噌汁

ジャガイモ	50 g	だし汁	200 cc
青ネギ	3 g	味噌	小さじ 2

①ジャガイモは乱切り，青ネギは小口切りにする.
②鍋にだし汁，ジャガイモを入れて加熱する.
③ジャガイモが煮えたら，味噌を溶かして青ネギを加える.

サケのチーズ焼き

サケ	100 g	ピーマン	10 g
チーズ	20 g	バター	8 g
タマネギ	20 g	塩	適宜
ニンジン	10 g	レモン	1/8 個
シメジ	10 g		

①タマネギ，ニンジンは千切り，ピーマンは輪切りにし，シメジはいしづきを取り除く.
②アルミホイルの上に，サケ，野菜，バター，チーズを順にのせ，塩をふりかけて全体を包む.
③フライパンなどで 10 分程度加熱する.
④レモンを添えて盛り付ける.

長いもの浅漬け

長いも	60 g	梅干	3 g
上白糖	小さじ 1/3	シソ	1 枚
塩	少々		

①長いもは 3 cm 程度の拍子切り，シソは千切りにする．梅干は種を取り除き，細かく刻む.
②材料を和え，30 分以上放置する.

フルーツ

キウイフルーツ　1 個

昼食

おにぎり

ごはん	茶碗 2 杯(370 g)
梅干	1 個
かつお節	5 g
醤油	適宜
たらこ	20 g
塩	適宜
焼きのり	1 枚半

①かつお節を醤油で調味する.
②ごはんを三等分し，それぞれに梅干，かつお節，たらこの具を入れてにぎる.
③塩をふり，焼きのりを巻く.

具だくさん玉子焼き

卵	1 個
干しヒジキ	2 g
ニンジン	10 g
青ネギ	10 g
上白糖	小さじ 1
塩	少々
油	小さじ 1

①干しヒジキは水で戻す.
②ニンジンは千切り，青ネギは小口切りにする.
③卵を溶き，野菜と調味料を混ぜ合わせる.
④フライパンに油を熱し，玉子焼きをつくる.

豚肉のピカタ

豚もも肉	50 g	塩	少々
小麦粉	小さじ 1	ソース	小さじ 1/2
溶き卵	1/5 個分	ケチャップ	小さじ 1
油	小さじ 1		

①豚肉に塩をふっておく.
②①に小麦粉，溶き卵を順につけ，油を熱したフライパンで焼く.
③フライパンに残った油を再び熱し，ソースとケチャップを加えてひと煮立ちさせる.

カボチャの煮物(p.156 参照)

オクラのサラダ

オクラ	25 g
ホールコーン	10 g
マヨネーズ	小さじ 1
ミニトマト	2 個

①オクラは塩ゆでし，輪切りにする.
②オクラとホールコーンをマヨネーズで和える.
③ミニトマトを添えて盛り付ける.

フルーツ

ネーブルオレンジ　1/4 個

ヨーグルト

プレーンヨーグルト　1 個(100 g)

夕食

ごはん(p.156 参照)

豚汁(p.156 参照)

カツオのたたき(p.156 参照)

牛乳(p.156 参照)

春雨サラダ

春雨(乾)	25 g	醤油	小さじ 1	いりゴマ	少々
キュウリ	40 g	酢	小さじ 1	だし汁	小さじ 2
乾燥ワカメ	2 g	ゴマ油	少々		

①春雨は熱湯で，ワカメは水で戻す．キュウリは輪切りにする.
②春雨，キュウリ，ワカメを調味料で和える.

間食

フルーツ

グレープフルーツ　1 個

C. マラソン(p.138 参照)

朝食

おにぎり(p.157 参照)

分量の変更	ごはん 440 g

オクラと豆腐の味噌汁(p.156 参照)

カボチャの煮物(p.156 参照)

フルーツ

ネーブルオレンジ	1/4 個

ヨーグルト

プレーンヨーグルト	1 個(100 g)

とんぺい焼き風玉子焼き

卵	2 個	キャベツ	70 g	油	小さじ 1
豚もも肉	35 g	塩コショウ	適宜	ソース	小さじ 1

①キャベツは千切りにする．卵は塩コショウを加えて溶く．
②フライパンに油を熱し，卵を半分流し込む．その上に豚もも肉を並べる．
③残りの卵を使って，玉子焼きを仕上げる．
④皿の上にキャベツを敷き，その上に③を盛り付けソースをかける．

昼食

ホットサンド(ビーフ・ポテトサラダ)

食パン	4 枚	上白糖	少々
卵	1 個	水	小さじ 1/2
牛肉(もも)	40 g	醤油	小さじ 1/4
レタス	60 g	マヨネーズ	大さじ 2/3
酢	小さじ 1/2	ポテトサラダ(p.153 参照)	

①食パン 2 枚は p.156 を参照して，ホットサンド(ビーフ)にする．
②残りの食パン 2 枚にはポテトサラダとレタスを入れ，同様に焼く．

クラムチャウダー

アサリ	25 g	バター	4 g
牛乳	50 cc	キャベツ	40 g
生クリーム	大さじ 1/2	タマネギ	30 g
塩コショウ	適宜	パセリ	0.5 g
水	50 cc		

①アサリは砂ぬきをする．
②キャベツ，タマネギは 1 cm 角に切り，パセリは葉の部分をみじん切りにする．
③鍋にバター，牛乳，水，キャベツ，タマネギを入れ，中火で加熱する．
④野菜が煮えたら，アサリを加えてさらに加熱する．
⑤仕上げに生クリームを加え，塩コショウで味を調える．

豆サラダ

枝豆(茹)	15 g	ツナ	10 g
ひよこ豆(茹)	15 g	ごまドレッシング	小さじ 1
赤いんげん豆(茹)	15 g	塩コショウ	適宜

①すべての材料を和える．
②塩コショウで味を調える．

フルーツ

キウイフルーツ	1 個

夕食

ごはん(p.156 参照)

分量の変更	ごはん 410 g

カツオのたたき(p.156 参照)

ワカメの酢の物(p.156 参照)

牛乳(p.156 参照)

すき焼き

牛肉	50 g	シイタケ	15 g
牛脂	3 g	しらたき	50 g
焼き豆腐	30 g	醤油	大さじ 1
ハクサイ	60 g	味りん	大さじ 1
シュンギク	40 g	上白糖	小さじ 2
長ネギ	20 g		

①ハクサイ，シュンギクは 3 cm 程度の長さに切る．長ネギは斜めに千切りにし，焼き豆腐としらたきはひと口大に切る．シイタケはいしづきを取り除く．
②鍋に牛脂を熱し，牛肉を焼く．
③②に調味料と残りの材料を加え，煮込む．

小松菜のごま和え

小松菜	60 g	すりゴマ(白)	1 g
ゴマ油	少々	かつお節	0.5 g
醤油	小さじ 1 弱		

①小松菜をゆで，3 cm 程度に切る．
②①をゴマ油，醤油，すりゴマで和える．
③②を盛り付け，かつお節を上からふりかける．

間食

フルーツポンチ

白玉	40 g	黄桃缶	10 g
リンゴ	30 g	パイン缶	10 g
バナナ	30 g	缶詰の汁	適宜
ネーブルオレンジ	30 g		

①材料をすべて和える．
※缶詰の汁は飲まないようにする．

大学いも

サツマイモ	60 g	水あめ	小さじ 1	黒ゴマ	0.5 g
上白糖	大さじ 1	水	大さじ 1/2	揚げ油	適量

①サツマイモは厚めに皮をむき，長めの乱切りにして水につけてあく抜きをし，水気をしっかりと切る．
② 160℃の揚げ油で，サツマイモをキツネ色に揚げ，さらに温度を 170℃に上げてパリッと揚げ，油を切る．
③中華鍋に油を入れ，上白糖・水あめ・水を加えてよく混ぜ，火にかけ弱火で色づくまで煮詰め，細かい泡が立ってきたら，サツマイモを入れて火を切り，全体にからめる．
④油を薄く塗った皿にイモを盛り，ゴマをふる．

D. 水泳(p.139 参照)

朝食

三色丼(p.156 参照)

分量の変更　豚ひき肉　100 g

オクラと豆腐の味噌汁(p.156 参照)

分量の変更　絹ごし豆腐　20 g

カボチャの煮物(p.156 参照)

フルーツ

ネーブルオレンジ　1/4 個

昼食

ホットサンド(ビーフ・ポテトサラダ)(p.158 参照)

クラムチャウダー(p.158 参照)

フルーツ

キウイフルーツ　1 個

小松菜のサラダ

小松菜	50 g	しらす干し	5 g	醤油	少々
チーズ	20 g				

①小松菜は塩ゆでして 3 cm 程度に切る．チーズは 5 mm 角に切る．
②①にしらす干しを加え，醤油で和える．

夕食

炊き込みごはん

米	200 g	桜えび	2 g	醤油	大さじ 2/3
干しヒジキ	4 g	白ゴマ	3 g	だし汁	180 cc
サトイモ	75 g	酒	大さじ 2/3		

①サトイモは洗って皮をむき，ひと口大(乱切り)に切り，塩でもんでぬめりを取る．
②干しヒジキを水で戻しておく．
③炊飯器に米・だし汁・酒・醤油・ヒジキ・サトイモを入れ，よく混ぜて，炊飯する．
④桜えびは電子レンジで乾煎りして，手で粗くつぶす．
⑤炊き上がったら，10 分間蒸らし，桜えびを加えて，サックリと切るように混ぜる．
⑥器に盛り，炒った白ゴマを散らす．

豚汁(p.156 参照)

カツオのたたき(p.156 参照)

ワカメの酢の物(p.156 参照)

牛乳(p.156 参照)

間食

フルーツヨーグルト(p.156 参照)

大学いも

サツマイモ	120 ～ 160 g	水あめ	小さじ 2	黒ゴマ	0.5 g
上白糖	大さじ 2	水	大さじ 1	揚げ油	適量

E. 短距離走(p.140 参照)

朝食

ごはん(p.156 参照)

分量の変更　ごはん　280 g

サケのチーズ焼き(p.157 参照)

長いもの浅漬け(p.157 参照)

フルーツ

キウイフルーツ　1 個

千切り野菜汁

油揚げ	10 g	ニンジン	5 g	味噌	小さじ 2
キャベツ	30 g	干しヒジキ	1 g	だし汁	200 cc

①油揚げ，キャベツ，ニンジンは千切りにする．
②干しヒジキは水で戻しておく．
③鍋にだし汁を熱し，沸騰後，油揚げ，キャベツ，ニンジン，ヒジキを加える．
④野菜がやわらかくなったら味噌を溶かす．

昼食

三色丼(p.156 参照)

オクラと豆腐の味噌汁(p.156 参照)

カボチャの煮物(p.156 参照)

フルーツサラダ

グレープフルーツ	100 g
フレンチドレッシング	小さじ 1

①皮をむいたグレープフルーツをドレッシングで和える．

夕食

豆ごはん

米	140 g	ゴボウ	30 g	塩	小さじ 1/4
枝豆	35 g	酒	大さじ 1/2	水	180 cc
ニンジン	30 g	醤油	小さじ 2/3		

①ニンジンとゴボウは皮をむいて，ささがきにする．
②炊飯器に米・水・酒・醤油・ニンジン・ゴボウを入れ，よく混ぜて，炊飯する．
③枝豆はゆでて，さやを取り除いておく．
④炊き上がったら，10 分間蒸らし，枝豆を加えて，サックリと切るように混ぜる．

豚汁(p.156 参照)

カツオのたたき(p.156 参照)

春雨サラダ(p.157 参照)

小松菜ジュース

小松菜	35 g
リンゴ	120 g
牛乳	100 cc

①リンゴは皮をむき，小松菜は茎の部分を取り除いて，それぞれ 3 ～ 5 cm 程度に切る．
②①と牛乳をミキサーにかける．

間食

ヨーグルトシャーベット

ヨーグルト	100 g	パイナップル	30 g
イチゴジャム	30 g	ネーブルオレンジ	30 g

①ヨーグルトとジャムを混ぜ合わせ，冷凍庫に入れる．
② 30 分後，①を取り出し，全体をかき混ぜる．
③再び冷凍庫へ入れて 10 分間冷やす．
④パイナップルとネーブルオレンジを適当な大きさに切る．
⑤③をかき混ぜて器に盛り，フルーツを添える．

参考書

- イラスト人体の構造と機能および疾病のなりたち　田村明ら著，東京教学社，2007
- 消化・吸収～基礎と臨床～　武藤泰敏編著，第一出版，2002
- イラストレイテッド生化学（原書5版）　石崎泰樹ら監訳，丸善，2011
- 運動生理学　第2版　岸恭一ら編，講談社，2011
- 選手とコーチのためのスポーツ生理学　エドワード・フォックス著，朝比奈一男監訳，大修館書店，1982
- 生化学生理学からみた骨格筋に対するトレーニング効果　改訂新版　山田茂ら編著，ナップ，2003
- 身体活動と不活動の健康影響　郡司篤晃ら編著，第一出版，1998
- インスリン抵抗性と生活習慣病　島本和明編，診断と治療社，2003
- 身体組成の科学　小宮秀一編著，不昧堂出版，1998
- 健康の科学　嶋津孝ら編著，化学同人，2001
- まるごと学ぶ食生活と健康づくり　加藤秀夫ら編著，化学同人，1999
- エクササイズと食事の最新知識　山崎元監訳，ナップ，1999
- スポーツ指導者のためのスポーツ栄養学　小林修平監訳，南江堂，1992
- コンディショニングのスポーツ栄養学　新版　樋口満編著，市村出版，2007
- 環境・スポーツ栄養学　改訂　金子佳代子ら編著，建帛社，2010
- パフォーマンス向上のためのスポーツ栄養　ルーク・バッチ著，棚田成紀訳，保健同人社，1998
- ヒューマン・ニュートリション（第10版）　細谷憲政ら監訳，医歯薬出版，2004
- 実践的スポーツ栄養学　改訂新版　鈴木正成著，文光堂，2006
- スポーツ栄養ガイドブック　ナンシー・クラーク著，辻秀一ら訳，女子栄養大学出版部，1998
- 基礎栄養学　改訂第3版　奥恒行ら編，南江堂，2010
- 基礎栄養学　第4版　木戸康博ら編，講談社，2020
- エッセンシャル　スポーツ栄養学　日本スポーツ栄養学会監修，髙田和子ら編，市村出版，2020
- 応用栄養学　第6版　木戸康博ら編，講談社，2020
- 日本食品標準成分表2020年版（八訂）　文部科学省，2020
- 日本人の食事摂取基準（2020年版）　厚生労働省，2020

運動・スポーツ栄養学 第4版 索引

ア

カ

サ

タ

ナ

ハ

マ

ヤ

ラ

料理索引

編者紹介

中村　亜紀

2002年　広島女子大学生活科学部卒業
2004年　広島女子大学大学院生活科学研究科修了
2007年　徳島大学大学院栄養生命科学教育部博士課程修了
現　在　広島国際大学健康科学部医療栄養学科 教授

青井　渉

1998年　京都府立大学生活科学部食物栄養学科卒業
2005年　京都府立医科大学大学院医学研究科博士課程修了
現　在　京都府立大学大学院生命環境科学研究科 准教授

加藤　秀夫

1970年　徳島大学医学部栄養学科卒業
1977年　大阪大学大学院医学研究科博士課程修了
現　在　広島大学大学院医歯薬保健学研究科 客員教授
県立広島大学名誉教授

中坊　幸弘

1968年　徳島大学医学部栄養学科卒業
京都府立大学教授，川崎医療福祉大学教授を経て
現　在　京都府立大学名誉教授

NDC 596　175 p　26 cm

栄養科学シリーズ NEXT
運動・スポーツ栄養学　第4版

2021年 3 月25日　第 1 刷発行
2024年 3 月 7 日　第 4 刷発行

編　者　中村亜紀・青井 渉・加藤秀夫・中坊幸弘
発行者　森田浩章
発行所　株式会社　講談社
〒112-8001　東京都文京区音羽 2-12-21
販　売　(03)5395-4415
業　務　(03)5395-3615

KODANSHA

編　集　株式会社　講談社サイエンティフィク
代表　堀越俊一
〒162-0825　東京都新宿区神楽坂 2-14　ノービィビル
編　集　(03)3235-3701

本文データ制作 カバー印刷　株式会社双文社印刷
表紙・本文印刷 製本　株式会社ＫＰＳプロダクツ

ISBN978-4-06-522121-1